Felice Lob

Untersuchungen zur Regulation des diabetes-assoz. Autoantigens ZnT-8

Felice Lob

Untersuchungen zur Regulation des diabetes-assoz. Autoantigens ZnT-8

in INS-1-Insulinomazellen

Südwestdeutscher Verlag für Hochschulschriften

Impressum/Imprint (nur für Deutschland/only for Germany)
Bibliografische Information der Deutschen Nationalbibliothek: Die Deutsche Nationalbibliothek verzeichnet diese Publikation in der Deutschen Nationalbibliografie; detaillierte bibliografische Daten sind im Internet über http://dnb.d-nb.de abrufbar.
Alle in diesem Buch genannten Marken und Produktnamen unterliegen warenzeichen-, marken- oder patentrechtlichem Schutz bzw. sind Warenzeichen oder eingetragene Warenzeichen der jeweiligen Inhaber. Die Wiedergabe von Marken, Produktnamen, Gebrauchsnamen, Handelsnamen, Warenbezeichnungen u.s.w. in diesem Werk berechtigt auch ohne besondere Kennzeichnung nicht zu der Annahme, dass solche Namen im Sinne der Warenzeichen- und Markenschutzgesetzgebung als frei zu betrachten wären und daher von jedermann benutzt werden dürften.

Coverbild: www.ingimage.com

Verlag: Südwestdeutscher Verlag für Hochschulschriften GmbH & Co. KG
Heinrich-Böcking-Str. 6-8, 66121 Saarbrücken, Deutschland
Telefon +49 681 37 20 271-1, Telefax +49 681 37 20 271-0
Email: info@svh-verlag.de

Zugl.: München, LMU, Dissertation, 2012

Herstellung in Deutschland (siehe letzte Seite)
ISBN: 978-3-8381-3214-3

Imprint (only for USA, GB)
Bibliographic information published by the Deutsche Nationalbibliothek: The Deutsche Nationalbibliothek lists this publication in the Deutsche Nationalbibliografie; detailed bibliographic data are available in the Internet at http://dnb.d-nb.de.
Any brand names and product names mentioned in this book are subject to trademark, brand or patent protection and are trademarks or registered trademarks of their respective holders. The use of brand names, product names, common names, trade names, product descriptions etc. even without a particular marking in this works is in no way to be construed to mean that such names may be regarded as unrestricted in respect of trademark and brand protection legislation and could thus be used by anyone.

Cover image: www.ingimage.com

Publisher: Südwestdeutscher Verlag für Hochschulschriften GmbH & Co. KG
Heinrich-Böcking-Str. 6-8, 66121 Saarbrücken, Germany
Phone +49 681 37 20 271-1, Fax +49 681 37 20 271-0
Email: info@svh-verlag.de

Printed in the U.S.A.
Printed in the U.K. by (see last page)
ISBN: 978-3-8381-3214-3

Copyright © 2012 by the author and Südwestdeutscher Verlag für Hochschulschriften GmbH & Co. KG and licensors
All rights reserved. Saarbrücken 2012

Mit Genehmigung der Medizinischen Fakultät
der Ludwig-Maximilian-Universität München

Berichterstatter: Prof. Dr. med. Jochen Seißler

Mitberichterstatter: Prof. Dr. med. Oliver Schnell

Dekan: Prof. Dr. med. Dr. h.c. M. Reiser, FACR, FRCR

Tag der mündlichen Prüfung: 26. 01. 2012

Danksagung

Für die Vergabe dieser sehr interessanten Aufgabenstellung, die wissenschaftliche Betreuung sowie die Möglichkeit mich, bei Problemen und Fragen fast jederzeit an ihn wenden zu können, möchte ich v.a. Herrn Prof. Dr. med. Jochen Seißler herzlich danken.
Dadurch wurde eine erfolgreiche Durchführung der Dissertation gewährleistet.

Für ihren persönlichen Einsatz und stets freundliche Hilfsbereitschaft während meiner experimentellen Arbeiten bin ich Frau Monika Offers, Frau Dr. Christine Sattler, Frau Miriam Nath, Frau Michaela Hummel, Frau Manuela Steinsdörfer und Herrn Ulrich Grabmeier zu Dank verpflichtet. Außerdem danke ich auch allen anderen Mitgliedern der Arbeitsgruppe von Prof. Dr. med. J. Seißler.

Außerdem möchte ich auch den Mitarbeitern der Arbeitsgruppe von Herrn Prof. Dr. med. Beuschlein danken, insbesondere Frau Inga Johnson für ihre Unterstützung am LightCycler.

Größter Dank gilt jedoch meiner Familie, v.a. meinen Eltern, ohne deren umfassende Unterstützung mir das Medizinstudium und die Anfertigung dieser Dissertation nicht möglich gewesen wären.
Auch meinen Freunden möchte ich herzlich für ihre Unterstützung und so manche „Fehlersuche" während der Phase des Schreibens danken.

Inhaltsverzeichnis

1. Einleitung	**1**
1.1. Diabetes mellitus	1
1.1.1. Der Typ 1 Diabetes	3
1.2. Diabetes-assoziierte Autoantigene	9
1.2.1. Insulin	10
1.2.2. Tyrosin-Phosphatase IA-2	11
1.2.3. Glutaminsäure-Decarboxylase (GAD)	12
1.2.4. Zinktransporter ZnT-8	13
1.3. Signalwege in den Betazellen des Pankreas	17
1.3.1. Regulation der Insulinsekretion	17
1.3.2. Regulation von Betazellfunktion und Regulation	21
1.3.3. Signalübertragung in Betazellen	25
2. Fragestellung	**27**
3. Material und Methoden	**28**
3.1. Material	28
3.1.1. Geräte	28
3.1.2. Verbrauchsmaterial	28
3.1.3. Reagenzien	29
3.1.4. Puffer und Zellkulturmedien	30
3.1.5. Kits	31
3.1.6. Zell-Linie	32
3.2. Methoden	33
3.2.1. Kultivierung der INS-1 Zellen	33
3.2.2. Nachweis der Akkumulation von Zink in INS-1 Zellen	33
3.2.3. Stimulation der INS-1-Zellen	34
3.2.4. Testung der Glukoseabhängigkeit	34
3.2.5. Einfluß der Zinkkonzentration im Medium	34
3.2.6. Hormone	34

3.2.6.1.	Wirkung einzelner Inselzellhormone	34
3.2.6.2.	Inkretine	35
3.2.6.3.	Hemorphin-7	36
3.2.7.	Aktivatoren und Inhibitoren wichtiger Signalwege in der Beta-Zelle	36
3.2.7.1.	Forskolin	36
3.2.7.2.	SB203580	37
3.2.7.3.	Wortmannin	37
3.2.7.4.	PB98059	37
3.2.7.5.	H89	38
3.2.7.6.	KN 93	38
3.2.8.	RNA-Isolierung aus INS-1-Zellen	38
3.2.9.	Reverse Transkription der mRNA (cDNA-Synthese)	39
3.2.10.	Klonierung der Template cDNA-Fragmente	40
3.2.11.	Herstellung der Plasmidstandards	43
3.3.	Real-Time PCR (LightCycler-PCR)	45
3.3.1	Ablauf der LightCycler RT-PCR	45
3.4.	Statistische Analyse	47

4. Ergebnisse   48

4.1. Expression von ZnT8 in INS-1-Zellen und Klonierung der full-length ZnT8-cDNA   48

4.2. Etablierung der ZnT8 real-time RT-PCR (LightCycler)   50

4.3. Einfluss hormoneller und metabolischer Faktoren auf die Expression von ZnT8 und Insulin sowie IA2 und Phogrin   53

4.3.1. Einfluss unterschiedlicher Glukose-Konzentrationen   53

4.3.2. Einfluss von Glukagon   56

4.3.3. Effekte von Insulin   58

4.3.4. Einfluss von Ghrelin auf die INS-1-Genexpression   59

4.3.5. Effekte von Tolbutamid auf die Genexpression der INS-1-Zellen   63

4.3.6. Der cAMP-Stimulator Forskolin hat Einfluss auf die Insulin- und IA2-Expression   65

4.3.7. Effekte verschiedener Zink-Sulfat-Konzentrationen   67

4.3.8. Wirkung von Hemorphin-6 auf INS-1-Zellen   70

4.3.9. Inkretinhormone modulieren die ZnT8-Expression   71

4.4. Einfluss verschiedener Pathway-Inhibitoren auf die Expression von ZnT8 und Insulin	78
4.4.1. Untersuchung der intrazellulären Signalkaskaden bei der Regulation der ZnT8-Genexpression	82
4.4.2. Hemmung potentieller durch GLP-1 oder GIP aktivierter Signalwege	83
5. Diskussion	**85**
6. Zusammenfassung	**94**
7. Literaturverzeichnis	**96**
8. Abkürzungen	**116**

1. Einleitung

1.1. Diabetes mellitus

Laut Definition in den evidenzbasierten Leitlinien der Deutschen Diabetesgesellschaft (DDG) handelt es sich bei Diabetes mellitus um eine durch den Leitbefund der chronischen Hyperglykämie charakterisierte Regulationsstörung des Stoffwechsels, die entweder durch eine gestörte Insulinsekretion und/oder durch eine verminderte rezeptorvermittelte Insulinwirkung an den Zielgeweben verursacht wird.

Bereits 1965 wurden von der Weltgesundheitsorganisation (WHO) Klassifikations- und Diagnoseempfehlungen gegeben, welche allerdings erst im Jahr 2000 im Konsensus mit denen der Amerikanischen Diabetes-Gesellschaft (ADA) in der aktuell gültigen Leitlinie übernommen wurden.

Eine Übersicht über die nosologische Klassifikation des Diabetes mellitus zeigt Abbildung 1.

Der Typ 1 Diabetes kann in jedem Lebensalter auftreten, hat jedoch die höchste Inzidenz bei Jugendlichen im Alter zwischen 10 und 14 Jahren (Eurodiab, 2000; Onkamo, 1999). Weltweit und auch in Deutschland hat die Inzidenz des Typ 1 Diabetes in den letzten Jahrzehnten kontinuierlich zugenommen. Im Zeitraum von 1998 bis 2010 ist ein Inzidenzanstieg von circa 40% aufgetreten (Eurodiab, 2000; Onkamo, 1999). In Deutschland ist der Typ 1 Diabetes zwischen 1987 und 2000 jährlich um ca. 3,6% gestiegen (Rosenbauer et al., 2002). Die Gründe hierfür sind bisher weitgehend unklar. Vermutet werden bisher unbekannte Umweltfaktoren, da eine Änderung des Genpools in dieser kurzen Zeit nicht zu erwarten ist.

I. Typ 1 Diabetes	
(B-Zell-Zerstörung, die üblicherweise zum absoluten Insulinmangel führt)	
A. Immunologisch vermittelt	B. Idiopathisch
II. Typ 2 Diabetes	
(kann sich von einer vorwiegenden Insulinresistenz mit relativem Insulinmangel bis zu einem vorwiegend sekretorischen Defekt mit Insulinresistenz erstrecken)	
III. Andere spezifische Diabetes-Typen	
A. Genetische Defekte der B-Zell-Funktion, z.B. • Chromosom 12, HNF-1α (frühere Bezeichnung MODY 3) • Chromosom 7, Glucokinase (GCK) (frühere Bezeichnung MODY 2)	• Chromosom 20, HNF-4α (frühere Bezeichnung MODY 1) • Mitochondriale DNA
B. Genetische Defekte der Insulinwirkung, z.B. • Typ A Insulinresistenz • Leprechaunismus	• Rabson-Mendenhall-Syndrom • Lipatrophischer Diabetes
C. Erkrankungen des exokrinen Pankreas, z.B. • Pankreatitis • Trauma, Pankreatektomie • Neoplasie • Zystische Fibrose	• Hämochromatose • Fibrosierend verkalkende Pankreopathie (Fibrocalculous pancreopathy-FCPD)
D. Endokrinopathien, z. B. • Akromegalie • Cushing-Syndrom • Glukagonom • Phäochromozytom	• Hyperthyreose • Somatostatinom • Aldosteronom
E. Medikamenten- oder chemikalieninduziert, z.B. • Neuroleptika (insbes. Clozapin, Olanzapin) • Pentamidin • Nikotinsäure • Glukokortikoide • Schilddrüsenhormone	• Diazoxid • ß-adrenerge Agonisten • Thiazide • Phenytoin • Alpha-Interferon
F. Infektionen, z. B • Kongenitale Rötelninfektion	• Zytomegalievirus
G. Seltene Formen des immunvermittelten Diabetes, z.B.	
• „Stiff-Person"-Syndrom	• Antiinsulinrezeptorantikörper
H. Andere, gelegentlich mit Diabetes assoziierte genetische Syndrome, z.B.	
• Down-Syndrom • Klinefelter-Syndrom • Turner-Syndrom • Wolfram-Syndrom • Friedreich Ataxie	• Lawrence-Moon-Biedl-Syndrom • Chorea Huntington • Dystrophia myotonica • Porphyrie • Prader-Willi-Syndrom
IV. Gestationsdiabetes	

Abb. 1: Klassifikation des Diabetes mellitus (aus evidenzbasierte Leitlinie DDG – http://www.deutsche-diabetes-gesellschaft.de/redaktion/mitteilungen/leitlinien/Uebersicht_Praxisleitlinien.php)

1.1.1. Der Typ 1 Diabetes

Beim Typ 1 Diabetes führt die progrediente Zerstörung der insulinproduzierenden Betazellen in den Langerhans'schen Inseln des Pankreas zu einem Insulinmangelsyndrom. Man unterscheidet hier den immunologisch vermittelten Typ 1A und den in Deutschland selten vorkommenden idiopathischen Typ 1B, bei dem im Gegensatz zum Typ 1A keine Autoimmunerkrankung vorliegt (Scherbaum et al., 2001; Atkinson et al., 2001).

Beim Typ 1A Diabetes (T1DM) werden autoreaktive T-Lymphozyten durch bisher noch nicht genau geklärte Mechanismen aktiviert. Postuliert wird, dass Umweltfaktoren bei genetisch prädisponierten Menschen die initiale Immunreaktion induzieren, die durch weitere Umweltfaktoren so getriggert wird, dass eine zytotoxische Autoimmunreaktion auftritt (Knip et al., 2005; Gillespie, 2006; Pirot et al., 2008). Charakteristisch für den T1DM ist ein Einwandern von antigenpräsentierenden Zellen (Makrophagen, dendritische Zellen), CD4- und CD8-positiven T-Lymphozyten und B-Lymphozyten, die zunächst eine Entzündung um die Insel herum (Periinsulitis) ausbilden und anschließend eine Infiltration in die Langerhans-Insel (Insulitis) mit zunehmender Zerstörung der Betazellen zeigen. Dieser Prozess verläuft in den meisten Fällen über Monate bis Jahre, bis mehr als 90% der Betazellen zerstört worden sind, so dass eine Störung der Glukosehomöostase auftritt (Staeva-Vieira et al., 2007).

Eine wichtige Rolle in diesem Prozess spielt das Gleichgewicht zwischen T-Helfer 1- (Th1) und Th2-Lymphozyten. Es wird davon ausgegangen, dass dieses Th1/2 - Gleichgewicht bei der Entwicklung des T1DM in Richtung der proinflammatorisch wirkenden Th1-Zellen ausgelenkt ist (Rabinovitch, 1994; Lafaille, 1998; Sia, 2005). Diese Imbalance wird als Polarisation bezeichnet (Sia, 2005). In der Non-obese-Diabetic (NOD) Maus und BioBreeding-Ratten-Modellen des Typ 1 Diabetes konnte gezeigt werden, dass aktivierte autoreaktive Th1-Zellen mit der Entwicklung der Erkrankung korrelieren (Rabinovitch et al., 1995, 1996; Hirai et al., 2000). So geht eine höhere INF-γ/IL-4-Ratio (INF-γ aus Th1, IL-4 aus Th2-Zellen) parallel mit der destruktiven Insulitis einher, während ein niedriges Verhältnis dieser Zytokine mit der nicht-destruktiven Form assoziiert werden konnte (Kolb, 1997).

Bei NOD-Mäusen trägt die Imbalance der Th1 und Th2-Zytokine auch zu einem Geschlechter-Unterschied bei der Entstehung des T1DM bei. So produzierten T-Zellen von jungen, weiblichen, NOD Mäusen mehr INF-γ, während die männlichen, resistenten jungen

Mäuse deutlich mehr IL-4 sezernierten (Bao et al., 2002). Die tragende Rolle der Th1-Zellen konnte nicht nur in mehreren Tiermodellen, sondern auch bei Prädiabetikern und frisch manifesten T1DM Patienten gezeigt werden.

Beobachtungen bei Diabetes-Patienten zu Beginn der Erkrankung zeigten, dass bei einem Gros eine verminderte Th2-Funktion vorlag, da die mononukleären Zellen im peripheren Blut (PBMC) auf polyklonale Aktivatoren wie Phytohemagglutinin und anti-CD3-Antikörper mit niedrigerer IL-4 Sekretion reagierten (Berman et al., 1996; Sia, 2005). Bei prädiabetischen Patienten, Verwandten ersten Grades diabetischer Kinder und erst kürzlich diagnostizierten Kindern mit T1DM, war die zelluläre Reaktion gegen das Inselzell-Antigen GAD in Richtung Th 1-Phänotyp verschoben (Karlsson et al., 2000; Karlsson et al., 2004).

Es wurde berichtet, dass humane pankreatische Inselzellen bei Exposition gegenüber Th1- und Th2-Zytokinen unterschiedliche Reaktionen zeigen. Das Haupt-Th1-Zytokin, INF-γ, führt unter anderem zu einer gesteigerten Produktion von reaktiven Sauerstoff-Spezies (ROS) und Sekretion von Stickstoffmonoxid (NO) (Marselli et al., 2001), welches schon in geringer Konzentration die Betazellen schädigt und zu Inflammation und Betazelltod führt (Laybutt et al., 2002). ROS haben wahrscheinlich auch signifikanten Einfluss auf die Funktion der Makrophagen und dendritischen Zellen, die ebenfalls an der Pathogenese des T1DM beteiligt sind (Murata et al., 2003). Makrophagen und dendritische Zellen infiltrieren bereits in einer sehr frühen Phase die Langerhans-Inseln und wandern wahrscheinlich zu den pankreatischen Lymphknoten um $CD4^+$ T-Lymphozyten zu rekrutieren (Yoon et al., 2005). Nach Aktivierung durch die Präsentation von Autoantigenen und die Sekretion proinflammatorischer Zytokine wie z.B. IL1β und IL12 können Makrophagen die Aktivierung und Polarisation der T-Zellen direkt beeinflussen (Murata et al., 2002).

Nach Depletion der Makrophagen sind passiv transferierte diabetogene T-Zellen nicht in der Lage, Diabetes zu induzieren. Aktivierte Makrophagen aber können Betazellen in vitro direkt abtöten (Calderon et al., 2006). Martin et al., die verschiedene transgene Maus-Modelle verwendeten, erbrachten überzeugende Hinweise dafür, dass Monozyten in Pankreas-Inseln rekrutiert werden können, wenn das Chemokin CCL2 (zählt zur CC-Chemokingruppe, auch bekannt als Monocyte-Chemoattractant Protein-1, MCP-1) transgen in den Betazellen exprimiert wird und dass diese Immunzellen dazu fähig sind, Betazellen zu zerstören (Martin et al., 2008).

Neben den zytotoxischen T-Lymphozyten können auch die infiltrierenden Antigen-präsentierenden Zellen die Betazellen schädigen. Proinflammatorische Zytokine, Sauerstoffradikale und

Stickstoffmonoxid, die von Makrophagen und dendritischen Zellen sezerniert werden, können zur Apoptose und Destruktion der Betazellen führen (Liu et al., 2002; Eizirik et al., 1994, 2001; Pacher et al., 2007).

In Abhängigkeit von der Aktivierung der APC, der Expression von MHC II, der Sekretion proinflammatorischer Zytokine und der Freisetzung von Sauerstoffradikalen, wird die Ausreifung der T-Lymphozyten zu Th1 oder Th2 und die Induktion zytotoxischer bzw. regulatorischer T-Zellen gesteuert (Wong et al., 1999; Yoon & Jun, 2005; Rotondi et al., 2007; Pearl-Yafe et al., 2007). Th1-Zytokine (IL-2, INF-γ) und IL1β induzieren die Betazell-Zerstörung auch direkt, indem sie die Apoptose beschleunigen und die Expression bestimmter Adhäsionsmoleküle verstärken, sodass das „Homing" autoreaktiver Leukozyten und die Aktivierung weiterer Makrophagen begünstigt werden. Die Th2-Zellen scheinen eher protektive Auswirkungen zu haben. Bei NOD-Mäusen kann durch induzierte Th2-Zytokin-Expression (Hancock et al., 1995) oder Zytokinbehandlungen mit IL-4 und IL-10 die Diabeetsentwicklung gehemmt werden (Wogensen et al., 1994; Faust et al., 1996).

Im Tiermodell sind $CD8^+$ T-Zellen, die betazell-spezifische Peptide auf HLA-Klasse-I-Molekülen präsentieren, für den effektiven Transfer der Krankheit typischerweise notwendig (Liblau et al., 2002). Durch genetische Modifikationen, die zu einem Knockout der MHC-Klasse-I-Molekül-Expression führt, wird T1DM verhindert (Serreze et al., 1997; Skowera et al., 2008). Auch beim Menschen scheinen diese Zellen zum selektiven Betazell-Absterben beizutragen. In postmortem-Studien, die relativ zeitnah zum Ausbruch der Erkrankung durchgeführt werden konnten, wurde eine numerische Dominanz $CD8^+$ T-Zellen im charakteristischen mononukleären Zellinfiltrat der Inselzellen nachgewiesen (Bottazzo et al., 1985; Hanninen et al., 1992; Somoza et al., 1994; Skowera et al., 2008). Des Weiteren ist die genetische Suszeptibilität für T1DM nicht nur an HLA Klasse II Moleküle, sondern auch an die Vererbung definierter HLA Klasse-I-Moleküle, z.B. HLA-A2 gekoppelt (Todd et al., 2007).

Numerische und funktionelle Störungen der NK-Zellen konnten ebenfalls in NOD-Mäusen nachgewiesen werden und wurden der Pathogenese des T1DM zugerechnet (Kataoka et al., 1983; Poulton et al., 2001; Johansson et al. 2004). In jüngerer Zeit wurde das Ergebnis vorangegangener Studien, die eine leichte Reduktion der NK-Zellen im peripheren Blut neu-diagnostizierter T1DM-Patienten im Vergleich zu gesunden Kontrollpersonen beschrieben haben, bestätigt (Rodacki et al.,

2006). Dies könnte auf die Insulinopenie oder aber auf eine direkte Rolle aktivierter NK-Zellen bei der Betazell-Zerstörung zurückzuführen sein (Rodacki et al., 2006.2). Dieselbe Studie ergab auch eine verminderte Expression der aktivierenden Oberflächenrezeptoren NKp30 und NKp46, sowie geringere mRNA-Spiegel von IFN-γ und Perforin in den NK-Zellen von T1DM Patienten.

Im Rahmen des Auftretens der Autoimmunreaktion werden spezifische Autoantikörper gegen Betazell-Antigene, wie z.b. Insulin, Glutaminsäure-Decarboxylase (GAD), die Tyrosin-Phosphatasen IA-2 und IA-2β und den Zink-Transporter ZnT8 gebildet (Beschreibung der Autoantigene siehe Seite 9 ff.). Die Autoantikörper sind zwar nicht direkt an der Betazelldestruktion beteiligt, aber sehr spezifische Indikatoren für das Vorliegen einer latenten Autoimmunreaktion. Da mehrere epidemiologische Studien ein Auftreten der Autoantikörper schon in den ersten Lebensmonaten bzw. -jahren zeigen konnten (Verge et al., 1996; Bingley et al., 1997; Ziegler et al., 1999), ist davon auszugehen, dass der Autoimmunprozess bei einigen Personen schon sehr frühzeitig angestoßen wird. Die Zeitspanne bis zum eventuell klinischen Stadium der Erkrankung variiert stark zwischen ein paar Monaten bis hin zu einigen Jahren (Knip et al., 2002). Demnach scheint der Pool der autoreaktiven T-Zellen für einige Jahre unter der Kontrolle des Immunsystems zu stehen (In't Veld et al., 2007).

Genetische Marker und Umweltfaktoren

Zu den Risikofaktoren des T1DM gehören Ernährungsfaktoren wie frühe Kuhmilchexposition, Exposition gegenüber Getreideprodukten (Gluten), Vitamin D-Mangel in den ersten Lebensjahren und Virusinfektionen durch Enteroviren wie Coxsackie B4 und Humanes Enterovirus B (HEV-B), Rotaviren und Rubellaviren (Honeyman 2000; Hyoty 2002). Verschiedene Studien lenkten die Aufmerksamkeit auf die Enteroviren, die einen spezifischen Tropismus für das endokrine Pankreas zu haben scheinen. So waren aus diabetischen Patienten isolierte Coxsackie-B-Viren in der Lage, nach Injektion Diabetes bei dafür empfindlichen Mäusen auszulösen (van der Werf et al., 2007). Schon länger besteht der Verdacht, dass Coxsackie-B-Viren bei genetisch prädisponierten Menschen die Betazell-Zerstörung induzieren können (Szopa et al., 1990). Im Rahmen einer das Auftreten von Autoantikörpern beobachtenden Studie konnte gezeigt werden, dass der geforderte Trigger wohl saisonale Muster mit Schwerpunkt in der kalten Jahreszeit aufweist, teilweise von Jahr zu Jahr variiert und die Betazell-Autoimmunität bei genetisch prädisponierten Individuen induzieren kann (Kukko et al., 2005). Diese Beobachtung wäre gut mit einer Virusinfektion als Trigger vereinbar. Andere Autoren haben eine Assoziation zwischen der frühen Exposition gegenüber Kuhmilch oder Gluten bei Neugeborenen in den ersten Lebensmonaten, dem Auftreten von Autoantikörpern und der späteren Entwicklung eines T1D beschrieben (Wahlberg, 2005; Dahlquist, 2006; Ziegler et al., 2003).

Sowohl bei Virusinfektionen als auch bei frühkindlichen Umweltfaktoren wird eine Kreuzreaktivität zwischen Virus/Nahrungs-Antigenen und Betazellautoantigenen, ein sogenanntes molekulares Mimikry (molekulare Nachahmung), vermutet. Diese Hypothese besagt, dass bestimmte Epitope von Viren oder z.b. bovines Albumin auf Antigen-Präsentierenden-Zellen T-Lymphozyten präsentiert werden. Werden diese T-Lymphozyten aktiviert, so können diese sehr ähnliche Epitope von Autoantigenen wie z.b. GAD erkennen und über diese Kreuzreaktivität Betazellen angreifen und zerstören (Ellis, 2005; Fujinami et al., 2006).

Eine finnische Geburtenkohorten-Studie zeigte, dass eine Vitamin-D-Supplementation das Diabetesrisiko stark senken kann, wohingegen Rachitisverdacht im 2. Lebensjahr das Risiko für eine spätere Erkrankung erhöht (Hyppönen et al., 2001).

Unterschiedlich lange Exposition gegenüber Tageslicht und Sonnenstunden sowie die damit verbundenen Schwankungen in der Vitamin-D-Versorgung könnten somit in der Kindheit eine Rolle bei der Pathogenese des T1DM spielen (Hyppönen et al., 2001).

Bei einer weiteren Hypothese wird davon ausgegangen, dass die gestiegenen hygienischen Standards und die dadurch verminderte mikrobielle Belastung im frühen Lebensalter die Programmierung und Reifung des Immunsystems verändern und damit die vermehrte Prävalenz von Asthma, Atopien und auch Autoimmunerkrankungen erklären (Strachman et al., 1989; Bach et al., 2002).

Wie auch bei anderen Autoimmunerkrankungen besteht beim T1DM eine Assoziation mit einem Gen-Lokus im HLA-Klasse II (Human Leukocyte Antigen) auf Chromosom 6q21. Die wichtigsten HLA-Klasse II Haplotypen sind DR4-DQ8 und DR3-DQ2, welche bei über 90% der Patienten mit T1DM vorliegen (Noble et al., 1996; Eisenbarth et al., 2008). Bei 2,3% der Neugeborenen in Colorado wurde der HLA DR3/4-DQ2/8 Genotyp nachgewiesen. Diese Genvariante war aber bei über 30% der Kinder vorhanden, die T1DM entwickelten. Daraus ist ersichtlich, dass Träger dieses

Gens ein erhöhtes Risiko aufweisen, nämlich 1/20 im Vergleich zu 1/300 in der Allgemeinbevölkerung (Lambert et al., 2004).

Das größte Risiko besteht bei Individuen, die beide Haplotypen (DR4 und DR3) aufweisen. Diese sind prädisponiert einen T1DM sehr früh im Leben zu entwickeln (Baisch et al., 1990; Aly et al., 2007; Baschal et al., 2007). Daneben gibt es auch protektive Allele, wie HLA-DQB1*0602, die einen Schutz vor der Diabetesentwicklung vermitteln (Steck et al., 2008).

Bei Untersuchungen des Genoms fielen weitere Genloci auf, die mit dem T1D assoziiert sind, wie zum Beispiel das Insulin-Gen (INS, Chromosom 11p15) oder das zytotoxische T-Lymphozyten Antigen 4 (CTLA-4) auf Chromosom 2q33 (Bell, 1984; Ueda, 2003) (Abb. 2). Diese beiden tragen wesentlich zum familiären Clustering des T1DM bei. Die genaue Interaktion der verschiedenen Genloci untereinander und das Zusammenspiel mit Umweltfaktoren ist aktuell Gegenstand der Forschung (Baschal et al., 2007).

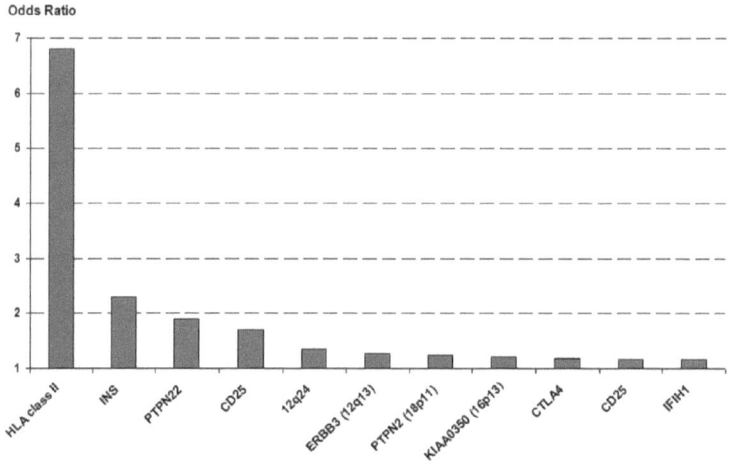

Abb. 2: Assoziation verschiedener Chromosomen-Regionen mit Diabetes mellitus Typ 1 (aus Steck et al., 2011)

1. 2. Diabetes-assoziierte Autoantigene

Die Haupt-Targetproteine (Autoantigene) der Autoimmunreaktion beim T1DM sind das Beta-zell-Hormon Insulin, die 65kD-Isoform der Glutaminsäure-Decarboxylase (GAD 65), die Protein-Tyrosinphosphatase IA-2 (ICA512) sowie, nach neuesten Erkenntnissen, der Zink-Transporter ZnT8. Außerdem wurden noch weitere Betazellproteine, wie z.b. ICA 69, Sox-13, Hsp 65, beschrieben, die ebenso Ziel einer humoralen und/oder zellulären Immunantwort sein können, aber eine weniger bedeutende Rolle spielen.

Die erstgenannten Autoantigene werden hauptsächlich in Zellen neuroendokrinen Ursprungs exprimiert und sind mit Sekretionsmechanismen dieser Zellen assoziiert, die weiteren „Neben-Autoantigene" hingegen weisen keine zell- oder organellspezifische Lokalisation auf.

1.2.1. Insulin

Das Insulin-Gen liegt auf dem kurzen Arm des Chromosoms 11 (Schroder et al., 1982) und wird in den Langerhans'schen Inseln der pankreatischen β-Zellen über zwei Vorstufen synthetisiert: Prä-Proinsulin besteht aus einem Signalpeptid, einer B-Kette, einer verbindenden C-Kette sowie einer A-Kette. Durch Abspaltung des Signalpeptids entsteht Proinsulin, welches im endoplasmatischen Retikulum seine spezifische dreidimensionale Form einnimmt. Ein einzelnes Insulinmolekül, wie es biologisch aktiv erst nach der Sekretion vorliegt, enthält nur noch das A-Peptid (21 Aminosäuren) und das B-Peptid (30 Aminosäuren), verbunden über zwei Disulfidbrücken. Es hat ein Molekulargewicht von 5802 Da und den isoelektrischen Punkt bei einem pH von 5,5 (Home, 1997). Das stabilisierende C-Peptid wird in den Sekretionsgranula abgespalten und in equimolarer Menge mitsezerniert (Wilcox, 2005). Gespeichert wird das Peptidhormon in einer inaktiven, stabilen Hexamer-Form, deren Formation zunächst die Bildung von Insulindimeren voraussetzt, von denen sich zwei mit Hilfe von zwei Zink- und einem Calciumion erst zu einem $(Zn^{2+})_2(In)_4$-Tetramer und durch Anlagerung eines weiteren Dimers letztlich zum Hexamer $(Zn^{2+})_2(Ca^{2+})(In)_6$ verbinden (Coffman et al., 1998; Kadima et al., 1992) (Abb. 3).

Zinkionen spielen also, wie auch Calciumionen, eine wichtige Rolle bei der Biosynthese und der Speicherung des Insulins, denn das Insulin-Hexamer ist nach Abspaltung des C-Peptids und der Kristallisierung nicht nur stabiler gegenüber proteolytischen Aktivitäten, sondern durch eine Änderung der Löslichkeit auch resistenter gegen chemischen und/oder physikalischen Abbau (Dunn et al., 2005).

Autoantikörper gegen Insulin (IAA) sind in vielen Fällen die ersten Antikörper, die im Serum von Risikopersonen nachweisbar werden (Achenbach et al., 2004). Der Nachweis von IAA bei Kindern weist auf ein deutlich erhöhtes Risiko hin, innerhalb von 5-10 Jahren an einem T1DM zu erkranken (Kimpimäki et al., 2001; Achenbach et al., 2004). Bei Diabetesmanifestation haben die IAA bei Kindern bis zu 10 Jahren mit 50-60% die höchste Sensitivität (Bottini et al., 2004; Baschal et al., 2007). Diese nimmt allerdings, wie auch die Sensitivität der IA-2-AK (s. u.), mit steigendem Alter ab.

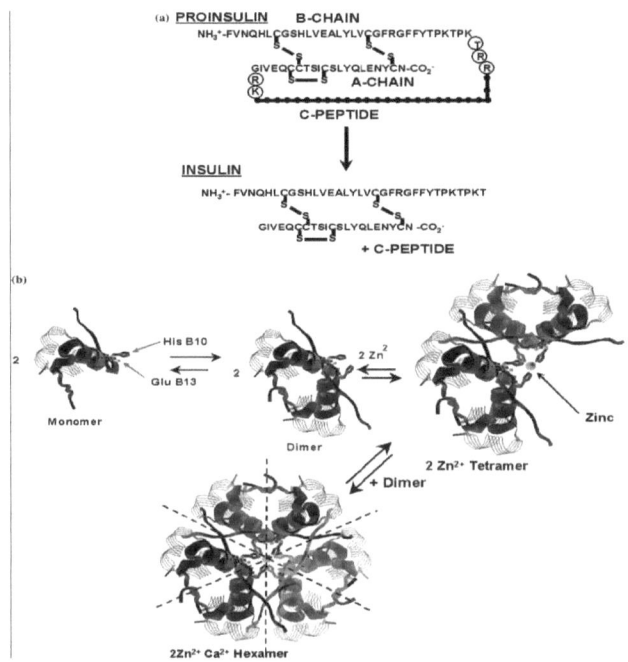

Abb. 3. Schema zur Prozessierung und Hexamerbildung von Insulin (4INS.PDB, Baker et al. 1988)

1.2.2. Tyrosin-Phosphatase IA-2

Das humane IA-2 (Genbank-Nr.: NM_002846; NP_002837) ist ein aus 979 AS bestehendes Transmembranprotein, aufgebaut aus einer extrazytoplasmatischen Domäne (AS 1575), einer Transmembrandomäne (AS 576-700) und einer intrazytoplasmatischen Domäne (AS 601-979). Die Sequenz der letzteren ist bei Säugern hochkonserviert, humane, bovine, murine und die intrazytoplasmatische IA-2-Domäne der Ratte sind zu 97% identisch.

IA-2 wird im Rahmen der posttranslationalen Prozessierung modifiziert (Hermel et al., 1999).

Zunächst liegt IA-2 nach Abspaltung des Signalpeptids als Protein von 110 kD vor, bevor es durch Glykosilierung der Asparaginreste 506 und 524 und mögliche weitere Modifizierungen in ein 130 kDa schweres Pro-Protein überführt wird. Durch Spaltung entstehen ein N-terminales Fragment

(IA-2 NTF) und ein Transmembranfragment (IA-2 TMF), wobei meist letzteres für die Detektion von Autoantikörpern verwendet wird (Roberts et al., 2001).

IA-2 ist nicht betazell-spezifisch, sondern wird auch von neuroendokrinen Geweben exprimiert. Eine Expression von IA-2 wurde in peptidergen Neuronen des zentralen Nervensystems, in der Hypophyse, in chromaffinen Zellen der Nebenniere und in pankreatischen Inseln detektiert (Lan et al., 1994). In den neuroendokrinen Zellen ist IA-2 in den Membranen der sekretorischen Granula angereichert, die für die regulierte Sekretion von Neuropeptiden und Peptidhormonen verantwortlich sind (Solimena et al., 1996; Dirkx et al., 1998). In den Betazellen des endokrinen Pankreas ist IA-2 in den Membranen der insulinsekretorischen Granula lokalisiert. Dagegen ist es in den synaptic-like Mikrovesikeln, der anderen Art von regulierten sekretorischen Vesikeln in neuroendokrinen Zellen, nicht nachweisbar.

Die Entdeckung von IA-2 als ein Autoantigen bei T1DM, wurde im Jahr 1990 durch Christie et al., die AAK gegen ein Protein von 64kD, das in zwei Fragmente gespalten werden konnte, angestoßen und von Rabin et al. (1992/4) durch die Identifikation dieser Proteinfragmente verifiziert. 1996 wurde auch IA-2β, auch als Phogrin bekannt, bei Maus und Ratte durch Screening einer Insulinoma cDNA-Bank nach neuen Protein-Tyrosin-Phosphatasen kloniert (Wasmeier et al. bzw. Lu et al.).

Autoantikörper gegen Phogrin sind bei 35-50% der Patienten nachweisbar. Diese sind fast ausschließlich kreuzreaktiv und erkennen Konformationsepitope der intrazytoplasmatischen Domäne von IA-2 und IA-2β (Phogrin) (Hatfield et al., 1997). Die Autoantikörper gegen IA-2 kommen bei etwa 40-60% der Typ 1 Diabetiker vor und sind häufig mit den Antikörpern gegen GAD (s.u.) vergesellschaftet. Daher ist es möglich, 98% der T1DM Patienten mit diesen beiden Antikörperpopulationen zu identifizieren (Pihoker et al., 2005).

1.2.3. Glutaminsäure-Decarboxylase (GAD)

Von dem im zentralen und peripheren Nervensystem, im Ovar, den Hoden und in den pankreatischen Betazellen exprimierten Enzym existieren zwei Isoformen unterschiedlichen Molekulargewichts, GAD65 und GAD67. Sie werden zwar von zwei verschiedenen Genen kodiert, gleichen sich aber in der Aminosäuresequenz zu 65% (Bu et al., 1992).

Das Enzym katalysiert die Synthese des inhibitorischen Neurotransmitters γ-Aminobuttersäure (GABA) aus Glutaminsäure. Diese könnte auch zwischen den Inselzellen des Pankreas als parakrines Signalmolekül fungieren, denn sowohl in Alpha- als auch in Delta-Zellen wurden GABA-Rezeptoren nachgewiesen (Michalik et al., 1992).

GAD65 wurde als Targetmolekül aus Seren von neu diagnostizierten Diabetes mellitus Typ 1-Patienten identifiziert (Baekkeleskov et al., 1982, 1990). Im Diabetes Autoantibody Standardisation Programm (DASP) 2000-Workshop wurden v.a. GAD65-AK- und IA2-AK-Radioimmunoassays mit 80 bzw. 58% hohe Sensitivität und mit 90 bzw. 100% hohe Spezifität zugeschrieben (Pihoker et al., 2005). GAD-AK scheinen häufig die ersten zu sein, die nachweisbar werden, wenn die Prävalenz von IAA schon wieder rückläufig ist, was bei Kindern im Alter von etwa 12 Jahren der Fall ist (Vardi et al., 1988). Sie sind bei jungen, aber auch bei erwachsenen Patienten in etwa gleicher Prävalenz bei Diabetesmanifestation (70-80%) nachweisbar (Vardi et al., 1988; Palmer et al., 2005).

1.2.4. Zinktransporter ZnT8

Die Zink-Homöostase hängt von Aufnahme und Ausschleusung durch spezialisierte Proteine ab, wie z.B. Metallothioneine und verschiedene Proteine aus der Familie der Zink-Transporter (Liuzzi e al., 2004). Als pankreasspezifisch wurde der zur SLC30-Protein-Familie zählende Zink-Transporter ZnT8 (Genbank Accession Number AY 117411) in den sekretorischen Insulingranula identifiziert (Chimienti et al., 2004).

Das 369 Aminosäuren lange Protein wird vom SLC30A8-Gen (Chromosom 8q24.11) kodiert, bildet wie die anderen ZnT-Proteine sechs Transmembran-Helices und weist zusätzlich eine Histidin-reiche Sequenz zwischen der vierten und der fünften Transmembrandomäne auf (Chimienti et al., 2005). Das Protein ist bei Maus und Mensch zu 80% und bei Ratte und Mensch zu 76% identisch, was für eine hohe Konservierung in der Evolution spricht.

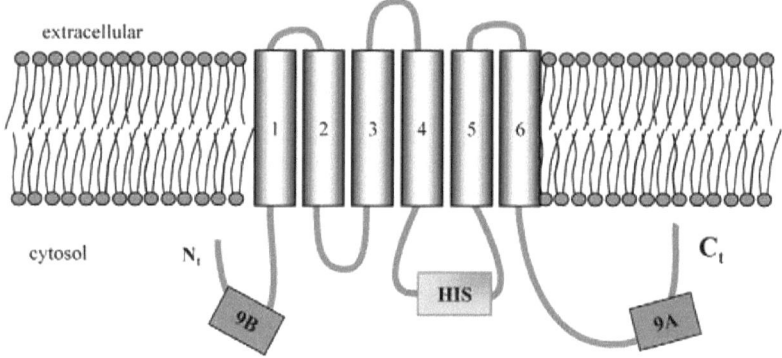

ZnT8 wird in insulinsezernierenden INS-1-Insulinomazellen und Langerhans-Inselzellen exprimiert (Chimienti et al., 2004, 2006), sowie nach neuen Erkenntnissen auch in fetalen Zellen des retinalen Pigmentepithels (Leung et al., 2008). Mittels Immunfluoreszenz wurde das Vorliegen von ZnT8 in den sekretorischen Insulingranula gezeigt, was vermuten lässt, dass ZnT8 eine wichtige Rolle bei der zinkabhängigen Synthese und Sekretion von Insulin spielt (s. Abb. 5). Durch den Zinktransporter wird die Translokation von zytoplasmatischem Zink in die intrazellulären Vesikel gewährleistet. Eventuell ist ZnT8 auch an der Homöostase des freien (intrazellulären) Zink beteiligt.

Zink spielt bei vielen physiologischen sowie pathologisch Zuständen des Insulin-Regelkreises eine wichtige Rolle und durch die gemeinsame Ausschüttung mit Insulin hat es wahrscheinlich auch parakrine und/oder autokrine Funktionen für die Zellen der Langerhans Insel (Chimienti et al., 2004). Außerdem ist es Bestandteil vieler Proteine/Enzyme und für die unterschiedlichsten Zellfunktionen im gesamten Organismus essentiell (Vallee et al., 1993).

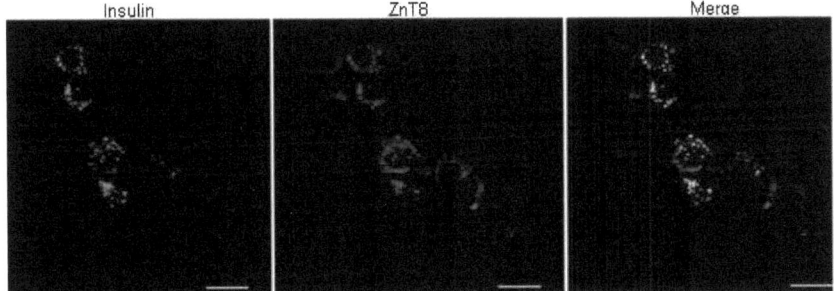

Abb. 5: Kolokalisation von ZnT8 und Insulin in humanen Inselzellen. Analyse des Inselzell-Zytospins mittels anti-Insulin und anti-ZnT8 Antikörpern in der konfokalen Fluorezenz-Mikroskopie: Insulin (rechts, grün) zeigte die charakteristische, punktförmige Anfärbung; Die ZnT8 Fluoreszenz (mitte, rot) entsprach der von Insulin. Die Übereinanderlagerung beider Bilder verdeutlicht die Kolokalisation von ZnT8 und Insulin (links, gelb) (aus Chimienti et al., 2006).

Da viele Komplikationen des Diabetes wohl durch oxidativen Stress vermittelt werden, scheint es einen komplexen Zusammenhang zwischen Zink und sowohl Typ 1 als auch Typ 2 Diabetes zu geben, da dieser „Mediator" durch Zinkmangel noch verstärkt wird (Chausmer, 1998). So führt die Hyperzinkurie bei Diabetes zu Hypozinkämie, welche bei diabetischen Mäusen eine reduzierte Insulinantwort auf Glukosereize nach sich zieht, wohingegen Zinkgabe bei diabetischen Mäusen die Hyperglykämie bessert (Chimienti et al., 2004). Außerdem bedingt Zinkmangel in Betazellen eine vermehrte Apoptose, welche mit Diabetes assoziiert ist (Chimienti et al., 2001; Truong-Tran et al., 2001).

Die Überexpression von ZnT8 wirkt der Apoptose entgegen und steigert glukoseabhängig die Insulinsekretion von INS-1E-Zellen auf das Doppelte. ZnT8 ist demzufolge wohl auch am Insulin-Sekretions-Pathway beteiligt (Chimienti et al., 2006). Bei INS-1-Zellen, in denen ZnT8 reproduzierbar zu über 90% unterdrückt wird, kommt es zu verminderter Zinkaufnahme, reduziertem Insulingehalt sowie verminderter Insulinsekretion auf einen hyperglykämischen Stimulus hin. Auch zeigen diese Zellen elektronenmikroskopisch weniger Dense-Core-Vesikel (Yi Fu et al., 2009).

Diese Testergebnisse weisen darauf hin, dass Änderungen der Expressionshöhe von ZnT8 auch *in vivo*, die Insulinsekretion und somit die Antwort auf Glukosereize stören könnte (Yi Fu et al., 2009). Neueste Studien konnten nachweisen, dass ein Polymorphismus im SLC30A8-Gen (rs 13266634) mit erhöhter Prädisposition gegenüber Typ 2 Diabetes einhergeht. Er bewirkt eine Störung der Konversion von Proinsulin zu Insulin, wobei der molekulare Mechanismus, der zu diesem Phänotyp führt noch nicht geklärt ist (Kirchhoff et al., 2008). Weitere Tests haben gezeigt, dass bestimmte Varianten des Gens den Übertritt von normaler Glukosetoleranz und gestörtem Nüchternglukosewert oder gestörter Glukosetoleranz hin zum T2D vorhersagbar machen (Staiger et al., 2007; Palmer et al., 2008; Kirchhoff et al., 2008). Teils waren Ergebnisse anderer Studienpopulationen diesbezüglich aber auch nicht derartig eindeutig (Pascoc et al., 2007; Furukawa et al., 2008).

Im Jahr 2007 wurde ZnT8 von Wenzlau et al. als Autoantigen identifiziert, gegen das bei 60-80% der Patienten mit T1DM Autoantikörper vorhanden sind (Wenzlau et al., 2007). Außerdem zeigte sich, dass das Vorhandensein der ZnT8-Autoantikörper zwar teils mit den anderen Diabetes-assoziierten Autoantikörpern wie z. B. GADA und IA2A, überlappt, teils aber auch ausschließlich ZnT8-Autoantikörper nachweisbar sind. Daher liegt der Rückschluss nahe, dass ZnT8-Autoimmunität einen unabhängigen Marker des Typ 1 Diabetes darstellt.

Da die Nachweisbarkeit von ZnT8-Autoantikörpern dem klinischen Beginn und den Symptomen um viele Jahre vorausgehen kann, könnte dies bei der Diabetesfrüherkennung, aber auch bei der Diagnosestellung älterer Patienten, bei denen IAA negativ sind, eine wichtige Rolle spielen (Wenzlau et al., 2007; Achenbach et al., 2009). Auch scheint die Autoimmunität gegen ZnT8 relativ sensitiv zu sein. So waren 37,5% der T1D-Patienten einer untersuchten Gruppe GADA, IA2A und IAA-negativ, wiesen aber ZnT8-Autoantikörper auf. 26,3% der jungen (Durchschnittsalter 13 Jahre), insulinsubstituierten Patienten, die auch ICA-negativ waren, reagierten autoreaktiv auf den ZnT8-C-Terminus.

Erst vor kurzem wurde in einer Studie von Achenbach, in der prädisponierte Kinder nicht nur auf das Vorliegen der Autoantikörper gegen den terminalen COOH-Abschnitt von ZnT8, sondern auch hinsichtlich des Vorhandenseins bestimmter Genvarianten des Zinktransporters untersucht wurden gezeigt, dass die ZnT8-Ak höchst relevant für die Vorhersage eines T1DM sind (Achenbach et al., 2009).

1.3. Signalwege in den Betazellen des Pankreas

1.3.1. Regulation der Insulinsekretion

Der wohl wichtigste Signalweg in den pankreatischen Betazellen reguliert die Insulinausschüttung in Relation zum aktuellen Blutglukosespiegel. Das aktuelle Modell der Glukose-stimulierten Insulinsekretion (GISIS) geht davon aus, dass Glukose durch spezifische GLUT-2-Transporter in die Zelle gelangt, durch das Enzym Glukokinase zu ATP metabolisiert wird und sich dadurch das intrazelluläre ATP/ADP-Verhältnis erhöht, wodurch sich ATP-sensitive K^+-Kanäle (K_{ATP}) (Sulfonylharnstoffrezeptor) schließen. Die daraus resultierende Verminderung des Kaliumeffluxes führt zur Depolarisation der Zellmembran, die wiederum spannungsabhängige Ca^{2+}-Kanäle öffnet und einen Ca^{2+}-Einstrom bedingt. Die Erhöhung des intrazellulären Ca^{2+} steigert über mehrere Signalwege die Exozytoserate der Insulingranula und die Insulin Genexpression. Die wichtigsten Mechanismen der Regulation der Insulinsekretion sind in Abbildung 6 dargestellt.

Eingang in die Klinik haben Sulfonylharnstoffe gefunden, die den K_{ATP} Kanal schließen und über Änderungen des Membranpotentials und Ca^{2+} Konzentration die Insulinsekretion steigern (Proks et al., 2002). Der Sulfonylharnstoffrezeptor gehört zur Familie der sog. atypischen ATP-bindenden-Kassetten-Proteine (ABC-Proteine), die vielerlei essentielle zelluläre Prozesse vermitteln, wie DNA-Reparatur, Ionentransport oder mRNA-Transport (Burke et al., 2008). In den Betazellen des Pankreas besteht der ATP-abhängige K^+-Kanal, K_{ATP}, aus einem Oktamer, das aus vier Kir6- und vier SUR1-Untereinheiten aufgebaut ist (Aguilar-Bryan et al., 1995). Diese Zusammensetzung erlaubt die Translokation des K_{ATP}-Kanals aus dem ER zur Plasmamembran (Matsuo et al., 2003). Der Rezeptor spielt nicht nur eine Rolle bei der Insulinsekretion der Betazellen, sondern auch bei Regulation der Glukagonsekretion der Alphazellen (Göpel et al., 2000) und der Somatostatinsekretion der Deltazellen der Langerhans-Insel (Göpel et al., 2000. 2).

Calcium ist ein wichtiger Kofaktor für die Aktivierung der rezeptorgekoppelten Phospholipase C (PLC), die Phospholipid-Phosphatidylinositol-bisphosphat (PIP2) in Diacylglycerol (DAG) und Inositol-Triphosphate (IP3) metabolisiert.

DAG aktiviert verschiedene Isoformen der Proteinkinase C (PKC-α,-ϵ) und IP3, aktiviert zusammen mit PLC Proteinkinase D (PKD) und fördert die Freisetzung von Ca^{2+} aus dem endoplasmatischen Retikulum (Schmitz-Peiffer und Biden, 2008; Sumara et al., 2009). Die Erhöhung der intrazellulären Ca^{2+}-Konzentration aktiviert eine Kaskade verschiedener Kinasen und Signalmoleküle wie z.b. Proteinkinase A (PKA) und PKC, die beide and der Exozytose der Insulingranula beteiligt sind. Die PKCs steigern die Exozytose aus Insulingranula (PKCα/-ϵ) und die Genexpression betazellspezifischer Proteine (u.a. Insulin), PKCζ stimuliert die Betazell-Replikation während PKCδ pro-apoptotisch wirkt (Sjoholm et al., 1991; Zawalich et al., 1997; Yedovitzky et al., 1997; Nesher et al., 2001,Yang et al., 2005, Schmitz-Peiffer und Biden, 2008). Ca^{2+} kann zusätzlich noch über die Aktivierung der Calcium/Calmodulin abhängigen Proteinkinase II (CaCMII) die Exozytose der Insulingranula steigern (Rochlitz et al., 2000).

Erhöhte Glukosespiegel führen über cAMP zu Aktivierung von PKA, die zwei Signalkaskaden in Gang setzt. Zum einen die RAS-Kaskade, die über Raf-1, die Mitogen aktivierte Protein/extrazellulär Signal-regulierte Proteinkinase (MEK1/2) und die Extrazellulär-Signal regulierte-Kinase (ERK) -1/2 abläuft. Die Inhibition der Raf-1-Kinase, hat hier eine zentrale Stellung inne. In Insulinoma-Zellen und frisch isolierten Inselzellen führte die reduzierte Phosphorylierung von MEK und ERK-1/2 zu einer verminderten Exozytose der Insulingranula (Takahashi et al.,1999).

Ein weiteres Zielmolekül des second Messangers cAMP sind die sogenannten Epac-Proteine (Exchange Protein directly activated by cAMP). Epac fungiert als Guanin-Nukleotid-Austausch-Faktor für kleine G-Protein gekoppelte Proteine (SGP) wie z.B. Rap1 oder Cdc2/Rho/Rac. Durch die Katalyse von gebundenem Guanosin-Diphosphat (GDP) zu Guanosin-Triphosphat (GTP) werden die SGPs aktiviert (Kowluru, 2010). Im Pankreas wird vor allem Epac2 exprimiert, das nach der Aktivierung durch cAMP über Rap1/Rap2 die erste Phase der Insulinsekretion potenziert (Gloerich und Bos, 2010). Durch Bindung an intrazellulär lokalisierte Proteine in den Insulingranula (Rim2) wird zudem die Rekrutierung zur Plasmamembran gesteuert. Eine weitere Rolle spielt Epac2 in der Ca^{2+}-Singalverarbeitung. Epac 2 hat Einfluss auf ERK1/2/MAPK-vermittelte Protein-Phosphorylierung und den Ca^{2+}-Mobilisierer IP_3, kann außerdem an den

Sulfonylharnstoffrezeptor binden und diesen inhibieren (Kang et al., 2003; Holz et al., 2006, Gloerich und Blos, 2010). Bei allen Funktionen von Epac besteht eine enge Interaktion mit dem PKA Pathway.

Weitere wichtige Modulatoren der Insulinexpression und -sekretion sind mehrere Typen von G-Protein-gekoppelte Rezeptoren (GPCR) auf der Betazelle. Gq-GPCR (z.B. Acetylcholin, Kisspeptin) aktivieren PLC. Gs-GPCR, wie z.b. die Rezeptoren für die Inkretinhormone Glucagon-like Peptide-1 (GLP-1) und Glucose-Dependent-Insulinotropic-Polypeptide (GIP) sowie die Rezeptoren für Lipidamide, aktivieren Adenylat-Cyclase (AC), während Gi-GPCR (NPY, Ghrelin, Melatonin, Canabinoide) diese inhibieren. AC metabolisiert ATP zu cAMP, das, wie im vorangegangenen Absatz beschrieben, sowohl PKA wie auch Epac aktiviert.
Besondere Bedeutung haben die Wirkungen der Inkretinhormone auf die Betazellfunktion erworben. Inkretine sind Peptidhormone, die schon wenige Minuten nach der Nahrungsaufnahme aus der Darmschleimhaut sezerniert werden. GLP-1 und GIP führen durch die Bindung an spezifische Rezeptoren auf der Betazelle zu einer streng glukoseabhängigen Steigerung der Insulinsekretion. Beide Inkretine werden sehr rasch durch das Enzym Dipeptidyl-Peptidase-4 abgebaut. Beim Gesunden werden bis zu 70% der postprandialen Insulinsekretion durch die Inkretine vermittelt, bei Typ 2 Diabetikern ist dieser Effekt deutlich abgeschwächt (Gautier et al., 2005; Kim et al., 2008). In der Klinik werden für die Behandlung des Typ 2 Diabetes GLP-1 Analoga, wie z.b. Exenatide oder Liraglutide eingesetzt (Kim et al., 2008). Die Bindung von GLP-1 an den spezifischen Rezeptor (Gs-GPCR) aktiviert über AC und cAMP PKA und Epac (Kang et al., 2003; Holz et al., 2006). Es aktiviert Phospholipase A2 (Ehses et al., 2001; Kemp et al., 2001), PKB (Trümper et al., 2001), MAP-Kinase (Ehses et al., 2003) und hemmt die K_{ATP}-Kanäle (Ding et Gromada, 1997; Kim et al., 2008).

Ein anderer Signalweg der Insulinsekretion führt über die Induktion des Insulin-Rezeptor-Substrats 2 (IRS2), durch IFG1 oder Insulin, welche Phosphoinositid-3-Kinase (PI3K) aktiviert und zur Bildung von Phosphoatidylinositol-3,4,5-triphosphat (PIP3) mit nachfolgender Aktivierung von Kaliumkanälen führt. PIP3 und die Phosphoinositid-abhängige Kinase 1 (PDK1) aktivieren Proteinkinase B (PKB/Akt).

Knockout Studien und Experimente mit Überexpression von PKB/Akt zeigen, dass PKB an der Regulation der glukoseabhängigen Insulinsekretion und der Betazellmasse beteiligt ist und anti-apoptotische Effekte induziert (Elghazi et al., 2006).

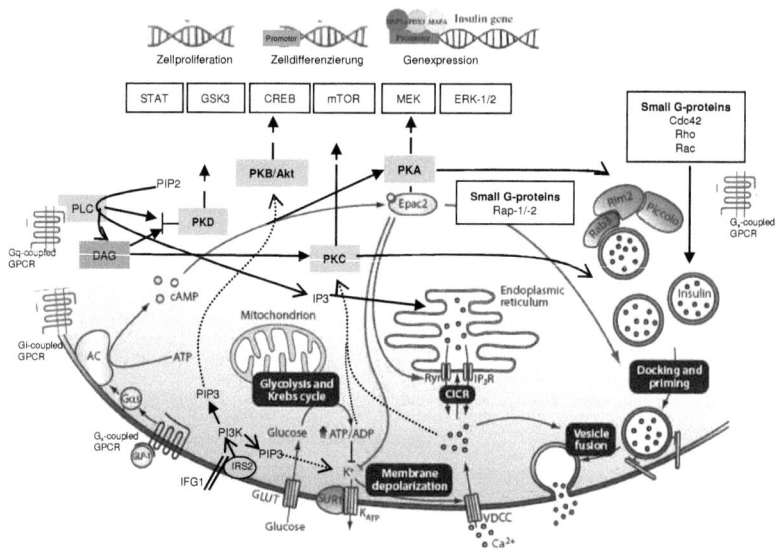

Abb.6: Vereinfachtes Schema der Regulation der Betazellfunktion und der Insulinsekretion (modifiziert nach Gloerich und Bos, 2010).
Signale, die aus dem Energie-Metabolismus resultieren, mobilisieren zytosolisches Calcium und aktivieren verschiedene Signalkaskaden über Proteinkinasen und cAMP. Diese führen zur akuten Insulinsekretion aus gespeicherten Insulingranula sowie zu Änderung der Genexpression. Hormone und Neurotransmitter wirken signalverstärkend, indem sie ebenfalls auf die Exozytose und die Signaltranduktionswege Einfluss nehmen.
AC: Adenylatcyclase; ATP: Adenosintriphosphat; cAMP: 3´-5´zyklisches Adenosinmonophosphat; CICR: Calcium-induzierte Ca^{2+} Freisetzung; CREB: zyklisches AMP Response Element bindendes Protein; DAG: Diacylglycerol: Epac: Exchange protein directly activated by cAMP; ERK: Extrazellulär Signal-regulierte Kinasen, GLP-1: Glucagon-like Peptide-1; GLUT: Glukosetransporter; GSK3: Glykogen-Synthase Kinase 3; IGF: Insulin-like Growth Faktor; IP3: Inositol-Triphosphate; IP3R: Inositol 1,4,5-triphosphat Rezeptor; JNK: Janus-Kinase 2; MEK: Mitogen aktivierte Protein/extrazellulär Signal-regulierte Proteinkinase; mTOR: mammalian Traget of Rapamycin; PI: Phosphoinositol; PLC: Phospholipase C; PI3K: Phosphatidylinositol 3-Kinase; PIP2: Phospholipid-Phosphatidylinositol-bisphosphat; PIP3: Phospholipid-Phosphatidylinositol-trisphosphat; PKA: Proteinkinase A; PKB: ProteinkinaseB; PKC: Proteinkinase C; PKD: Proteinkinase D; STAT: Signal Transducer and Activator of Transcription; SUR1: Sufonlyharnstoffrezeptor; VDCC: Spannungsäbhängige Ca^{2+} Kanäle

1.3.2. Regulation von Betazellfunktion und Replikation

Neben der direkten Wirkung verschiedener Signalwege auf die Insulinsekretion sind diese auch in die Regulation anderer intrazellulärer Funktionen wie Monitoring des Nährstoffstatus, Zellwachstum und Apoptose involviert. Dies erfolgt durch Modifikationen auf Protein- und Genexpressionsebene.

Glukose triggert die Expression zahlreicher Proteine, Glukose-, Fettsäure-, und Aminosäure-Metabolite sowie die Mitogenese der Betazellen. Während chronisch zu hohe (20 mmol/l) Glukosekonzentrationen die Fähigkeit der Zellen zu Synthese, Speicherung und Sekretion von Insulin auf Glukosereize verringern (Ling et al., 1996, Laybutt et al., 2002), führt die kontinuierliche Inkubation mit 10 mmol/l Glukose zu Steigerung von Transkripten, von denen die meisten für Proteine kodieren, die für die spezialisierte Betazell-Funktion unerlässlich sind (Flamez et al., 2002). Webb et al. identifizierten an glukose-sensitiven MIN6-Zellen 75 Gen-Transkripte, deren Expression durch Erhöhung der Glukosekonzentration im Medium von 5,5 mmol/l auf 25 mmol/l hochreguliert wurde (Webb et al., 2000). In einer anderen Studie wurden mehr als 150 Gen-Transkripte in Betazellen von Ratten beschrieben, deren Konzentration nach 24-stündiger Kultur abhängig von der Glukosekonzentration war (3 versus 10 mmol/l). Dazu gehören beide Präproinsuline, die Prohormon-Konvertase PC1/3, GLUT2 sowie die Autoantigene GAD65 und IA-2 (Schuit et al., 2002). Bei niedriger Glukosekonzentration fanden sich v.a. Transkripte für Proteine, die generell in Zellhalt, Reparatur, Proteinsynthese/-degradation, Transkription und RNA-Splicing involviert sind (Flamez et al., 2002).

Über eine glukosevermittelte Steigerung der intrazellulären cAMP- und Ca^{2+}-Spiegel kommt es über PKA/Epac sowie Ras/Raf über mehrere Zwischenschritte, in denen Proteinkinasen wie z.B. MEK, Extrazellulär Signal-regulierte-Kinasen 1 und 2 (ERK1/2), Mitogen-aktivierte-Protein-Kinasen (MAPK) aktiviert werden, zur Steigerung der Betazellproliferation, Apoptosehemmung und/oder Betazelladaptation (Blumer et al., 1994; Benes et al., 1998; Gomez et al., 2002; Amaral et al., 2004; Yang et al., 2006; Alejandro et al., 2008) (Abb. 7). Es konnte gezeigt werden, dass über den Raf-1-MEK-ERK1/2 Weg die Expression zahlreicher Betazellproteine, wie GLUT-2, SUR1, α-SNAP (ein vesikelassoziiertes Protein) und verschiedene Ionenkanäle reguliert werden (Doyle et al., 2003).

Ebenfalls involviert in die Regulation der Betazellmasse sind PKCs. Die PKC-Isoform ζ stimuliert ebenfalls die Betazell-Replikation, wohingegen PKCδ pro-apoptotisch wirkt (Schmitz-Peiffer und Biden, 2008).

Die Signalwege, die an der Reduktion der Insulinexpression bei chronischer Hyperglykämie beteiligt sind, sind letztendlich noch nicht geklärt. Diskutiert werden durch Stress aktivierte Kinase wie z.B. die c-Jun N-terminale Kinase (JNK), p38 MAPK, die PKC und ERK.

Neben Stoffwechselprodukten haben auch Hormone starken Einfluss auf die Betazellproliferation und Adaptation (Abb. 7). Das Wachstumshormon (GH) regt vorwiegend über die Aktivierung der Janus-Kinase-2 (JAK-2)/Signaltransduktor und Aktivierung des Transkription-5 (STAT5) Signalweges mitogene Prozesse an (Carter-Su und Smit, 1998; Rhodes, 2000). STAT5 wandert zum Zellkern, beeinflusst dort die Gentranskription und trägt so zur Mitogenese bei (Carter-Su und Smit, 1998; Sekine et al., 1998; Rhodes, 2000).

Insulin-like-Growth-Faktor (IGF-1) ist in physiologischen Glukosekonzentrationen zwischen 6 und 18mM ein signifikanter Stimulus für das Betazellwachstum (Hügl et al., 1998; Rhodes, 2000). Es potenziert den mitogenen Effekt der Glukose (Cousin et al., 1999; Lorna et al., 2004). Durch die intrinsische Tyrosinkinase-Aktivität erfolgt bei Bindung an seinen Rezeptor (IGFR) eine Auto-Phosphorylierung und Tyrosin-Phosphorylierung einiger Mitglieder der Insulin-Rezeptor-Substrat(IRS)-Familie (Benito et al., 1996; Kadowaki et al., 1996; Rhodes, 2000). Wie bei der Glukose-induzierten Proliferation läuft auch hierbei das Signal über den PI3-Kinase und PKB/Akt Arm (Hügl et al., 1998). Durch mTOR und CREB wird die Mitogenese und Proliferation der Betazellen gesteigert. Zusätzlich werden durch PKB/Akt anti-apoptotisch wirkende Effekte (Caspase 9 Phosphorylierung, GSK3 Hemmung, Hemmung von Foxo Transkriptionsfaktoren) vermittelt (Kane et al., 1999; Rena et al., 1999; Rhodes, 2000).

Die Inkretinhormone GIP und GLP-1 sind auch an der Regulierung der Proliferation und Differenzierung der Betazellen beteiligt. Es gibt Hinweise dafür, dass GLP-1 und GIP synergistisch mit Glukose als Wachstums- und Anti-Apoptose-Faktor für die Betazellen fungiert. Es potenziert die Glukose-induzierte Proliferation und schützt die Zellen vor dem durch verschiedene Stimuli, wie Glukolipotoxizität, Serum- oder Glukoseverarmung induziertem Zelltod (Ehses et al., 2003; Kim et al., 2005). Die GLP-1 und GIP-abhängige Phosphorylierung verschiedener Transkriptionsfaktoren, die an der Glukose-induzierten

Betazell- Mitogenese beteiligt sind, lässt vermuten, dass diese auch direkt oder indirekt an der Regulation der Betazellmasse beteiligt sind (Ehses et al., 2002). Studien an Nagern haben gezeigt, dass GLP-1 eine zentrale Rolle bei Homöostase der pankreatischen Betazellmasse und auch Funktionen bei Proliferation und Neogenese sowie beim Apoptoseschutz spielt (Perfetti et al., 2000; Tourrel et al., 2001). GLP-1-Rezeptor-Aktivierung reduziert die Apoptose in Inselzellen sowie in Betazelllinien nachdem sie verschiedenen pro-apoptotischen Substanzen ausgesetzt wurden. Diese Aktivierung fördert die Erhaltung und Expansion der Betazellmasse beim T1DM und T2DM in Nager-Modellen. Dies kommt durch verminderte Caspase-3-Funktion und anti-apoptotische Wirkung mittels PKB und MAP-Kinase zu Stande (Wang und Brubaker, 2002). Die Infusion von GLP-1 reduzierte die Anzahl apoptotischer Betazellen in Zucker-diabetischen-Ratten im Vergleich zu Kontroll-Tieren drastisch (Farilla et al., 2002).

In Betazelllinien scheint es auch einen direkten anti-apoptotischen Effekt von GIP zu geben, der nach einer Studie von Kim et al. (2008) wahrscheinlich über eine Erhöhung der *bcl-2*-Genexpression wirkt. Hierbei zeigten mit GIP inkubierte INS-1 (Klon 832/13) Zellen eine verstärkte *bcl-2*-Epression, die über eine AMP-aktivierte Proteinkinase, cAMP-gesteuerten CREB-Aktivator-2 und CREB (cAMP response element binding protein) vermittelt wurde. CREB ist ein zentraler Transkriptionsaktivator, der die cAMP-vermittelte Genregulation vermittelt und so zum Überleben und Erhalt der Betazellmasse beiträgt. Störung seiner Funktion in den insulinproduzierenden Zellen von Mäusen führt zu Apoptose, Glukoseintoleranz sowie evtl. zu Diabetes (Jhala et al., 2003; Inada et al., 2004; Hussain et al., 2006). GIP reduzierte zudem die cAMP-vermittelte Caspase-3-Aktivierung (Caspase 3 hat eine stark ausgeprägte pro-apoptotische Wirkung) und die MAP-Kinase-Regulierung (Ehses et al., 2003; Kim et al., 2008) und es verbessert möglicherweise das Betazell-Überleben indem es den ER-Stress verringert (Yusta et al., 2006). Inwieweit eine Steigerung der Betazellmasse auch auf den Menschen übertragbar ist, ist momentan noch Spekulation. Im Jahr 2008 beschrieben Klinger et al. zelluläre Mechanismen, die die proliferativen Effekte von GLP-1 in Betazellen begrenzen. Die Wirkung von GLP-1 limitiert sich durch die Hochregulation von negativen Regulatoren der intrazellulären Signaltransduktion, wie z.B. des Regulator des G-Protein-2-Signalwegs, der Dual-Spezifitätsphosphatase 14 (DUSP 14, auch Mitogen-aktivierte-Kinase-Phosphatase genannt) und des cAMP-regulierten-Element-Modulator α (Klinger et al., 2008). Insgesamt stellt die Regulierung und Abstimmung der vielen Signal-Kaskaden in den Betazellen ein hochkomplexes, nach wie vor nicht ausreichend verstandenes biologisches System dar (siehe Abb. 6 und Abb. 7).

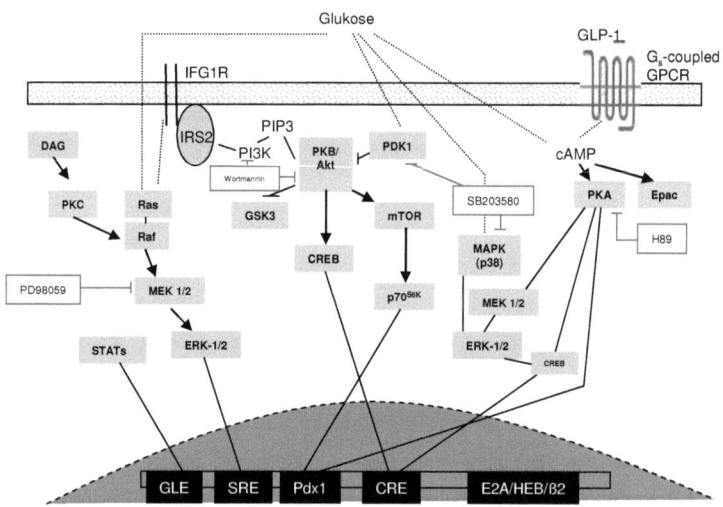

Abb. 7: Vereinfachtes Schema der Transduktionswege in den Betazellen und der Interaktion von spezifischen Inhibitoren.
cAMP: 3´-5´zyklisches Adenosinmonophosphat; CRE: zyklisches AMP Response Element; Epac: Exchange protein directly activated by cAMP; ERK: Extrazellulär Signal-regulierte- Kinasen; GLP-1: Glucagon-like Peptide-1; GSK3: Glykogen-Synthase Kinase 3; IGFR: Insulin-like Growth Faktor Rezeptor; JNK: Janus-Kinase 2; MEK: Mitogen aktivierte Protein/extrazellulär Signal-regulierte Proteinkinase; mTOR: mammalian Traget of Rapamycin; PDK1: Phosphoinositid-abhängige Kinase 1; PI3K: Phosphatidylinositol 3-Kinase; PIP3: Phospholipid-Phosphatidylinositol-trisphosphat; PKA: Proteinkinase A; PKB: Proteinkinase B; PKC: Proteinkinase C; STAT: Signal Transducer and Activator of Transcription; Raf: rapidly growing fibrosarcoma or rat fibrosarcoma; Ras: *R*at *s*arcoma (Proto-Onkogen).

1.3.3. Signalübertragung in Betazellen

Wie in den vorangehenden Abschnitten beschrieben, werden durch Stoffwechselprodukte und Hormone die spezifische Genexpressionmuster in Betazellen fein abgestimmt reguliert. Dies wird hauptsächlich durch Kinase-abhängige Signaltransduktionswege vermittelt, an deren Ende spezifische Transkriptionsfaktoren in den Zellkern translozieren und an bestimmte DNA-Abschnitte binden. Diese Bindung kann dann am Promotor des jeweiligen Gens zu einer Aktivierung oder Inhibition der mRNA-Synthese und damit der Genexpression führen. Da über die Regulation von ZnT8 noch keine Daten verfügbar sind, werden im Folgenden einige wichtige Faktoren dargestellt, die die Insulingenexpression steuern, um das Prinzip der Regulation der Genexpression zu verdeutlichen. Die Interaktion von teils ubiquitären, teils betazellspezifischen Transkriptionsfaktoren mit der Promotorregion des Gens bestimmt, ob und wie stark das Gen exprimiert wird.

Im Falle des Insulins sind vor allem die E- und die A-Elemente in der Promotorregion für die zellspezifische Expression verantwortlich (Abb. 8). Die wichtigsten cis-wirkenden DNA-Abschnitte sind die E1, A3 und C1 Elemente.

Die E-Elemente E1 und E2 binden Proteine der bHLH-Familie (z.B. IEF1, E12/E47, HEB). Die A-Elemente binden Proteine aus der Familie der Homeo-Box Familie wie z.B. Pdx1, einem Transkriptionsfaktor, der eine entscheidende Rolle für die Pankreasentwicklung während der Embryonalphase inne hat. Das C2 Element im Promotor bindet die Paired-Boxed-Gene Pax4 und Pax6, die ebenfalls wichtige Bedeutung bei der Entwicklung von Langerhans-Inseln besitzen. Intrazelluläres cAMP kann direkt in die Genregulation des Insulins durch die Bindung an CREB und das CRE Element eingreifen (Melloul et al, 2002).

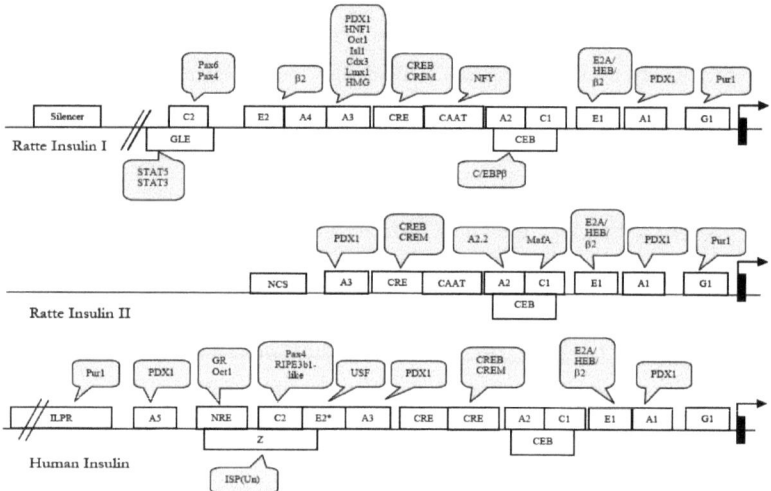

Abb. 8: Organisation der Promotorregion des Ratteninsulins I und II sowie des humanen Insulins. Cis Elemente sind als Rechtecke dargestellt. Proteine, die an diese Regionen binden, sind über der Box dargestellt (aus Melloul et al, 2002).

2. Fragestellung

Der Zinktransporter ZnT8 ist ein neues wichtiges Autoantigen beim Typ 1 Diabetes. Für ein besseres Verständnis der Induktion und der Progression der diabetes-spezifischen Autoimmunreaktion ist es wichtig, die physiologische Bedeutung von ZnT8 für die Funktion der Betazelle besser zu verstehen.

Das Ziel der vorliegenden Arbeit war es, erste Daten zur Regulation von ZnT8 zu gewinnen. Für die Studien wurden die partiell Glukose-sensitiven Ratten-Insulinoma-Zellen (INS-1-Zell-Linie), da diese ein gut etabliertes Modell für Betazellen darstellen.

Ziel der Arbeit war es:

1.) eine LightCycler RT-PCR für den quantitativen Nachweis der Genexpression von ZnT8 zu etablieren

2.) die Regulation der Genexpression von ZnT8 nach Inkubation der INS-1-Zellen mit verschiedenen Stimuli zu untersuchen und im Vergleich zu den bekannten Autoantigenen Insulin und Tyrosinphosphatase IA-2 bzw. IA-2β (Phogrin) zu betrachten

3.) mittels spezifischer Inhibitoren mögliche intrazelluläre Signalwege zu identifizieren, die an der Regulation von ZnT8 beteiligt sind.

3. Material und Methoden

3.1. Material
3.1.1. Geräte

Biofuge fresco	Heraeus (Hanau)
Bio Photometer 6131	Eppendorf (Hamburg)
Brutschrank APT.LINE CB	Binder (Tuttlingen)
Elektrophoresekammer	MWG Biotech (Ebersberg)
Geldokumentationssystem	Intas (Göttingen)
Heizblock	Grant
IKAMAG Magnetrührer	IKA (Staufen)
LightCycler (Real Time PCR)	Roche (Mannheim)
Mikroskop Fluovert	Leitz (Wetzlar)
Minizentrifuge Spectrafuge	NeoLab (Heidelberg)
Pipetten (10µl, 20µl, 100µl, 200µl, 1000µl, 5000µl)	Eppendorf (Hamburg)
Pipetten (2µ, 10µl, 100µl, 200µl, 1000µl)	Gilson
Pipetus Pipettierhilfe	Hirschmann (Eberstadt)
Präzisionswaage Kern 770	Kern & Sohn (Karlsruhe)
Thermocycler: GeneAmp PCR System	PE Applied Biosystems (Weiterstadt)
Vortex-Schüttler	VWR-International (Darmstadt)
Zentrifuge 5810R	Eppendorf (Hamburg)

3.1.2. Verbrauchsmaterial

Biosphere Filter Tips (10µl, 20µl, 100µl, 200µl, 1000µl)	Gilson, Eppendorf
Eppendorf Tubes 1,5ml	Eppendorf
Light Cycler Capillaries	Roche
Microzentrifuge Tubes 0,6ml	Sigma

PCR-Tubes (0,2ml) 8er Kette	Sarstedt
Pipettenspitzen (10µl, 200µl 1000µl)	Brand
Pipettenspitzen 5000µl	Eppendorf
Spritze (10ml)	BD
Sterilfilter	Millipore
Stripette (1ml, 5ml, 10ml, 25ml, 50ml)	Corning
Zellkulturflaschen (25cm^2, 75cm^2)	Corning
Zentrifugenröhrchen (15ml, 50ml)	Corning

3.1.3. Reagenzien

Agarose	Peqlab
β-Mercaptoethanol	Gibco
Chemikalien	Merck
DNA-Ladder (100bp)	New England Biolabs
DNA-Ladder (1.000bp)	Promega
dNTP-Mix (5mM)	Qiagen
Ethidiumbromidlösung 1%	Roth
Exenedin-4	Sigma
FCS: fetales Kälberserum	Gibco
Forskolin	Calbiochem
Ghrelin	Bachem
Glucagon	Sigma
Glukoselösung 40%	B.Braun
H-89-dihydrochloride	Alexis Biochemicals
Hemorphin-7	LKT Laboratories (St. Paul, MN)
One Shot E.coli	Invitrogen
Insulin	Sigma
Loading Dye	Invitrogen
PD 98059	Cayman Chemicals

Restriktionsenzyme	Promega
Rhodzin-3 AM	Invitrogen
SB 203580	Alexis Biochemicals
Tolbutamid	Sigma
Trypsin -EDTA	Invitrogen Gibco
Wortmannin (KY 12420)	Alexis Biochemicals
Vektoren (pGEM, T-easy)	Invitrogen
Zinksulfat	Sigma

3.1.4. Puffer und Zellkulturmedien

Chemikalien für Pufferlösungen	Merck und Sigma

Fertigpuffer:

Phosphate buffered Saline (PBS)	Gibco

SOC-Medium	Invitrogen

Zellkulturmedium: Normal- /Basalmedium:

RPMI 1640	Biochrom
+ 10% FCS	Invitrogen
+ 1% Penicillin/Streptomycin	Invitrogen
+ 50 µM β-Mercaptoethanol	Sigma

Niedrigglukose-Medium 5mM:

RPMI 1640 (ohne Glukose)	Invitrogen
1,66 µl / ml Glukoselösung 40%	B.Braun
+ 10% FCS	Invitrogen
+ 1% Penicillin/Streptomycin	Invitrogen, Gibco
+ 50 µM β-Mercaptoethanol	Sigma

3.1.5. Kits

Go Taq Flexi DNA Polymerase	Qiagen
High Pure RNA Isolation Kit	Roche
Light Cycler First Start DNA Master Plus	Roche
SYBR Green I	
Ligation	
Omniscript-Kit	Qiagen
Qiaprep Mini	Qiagen
Nucleo Trap Kit	Macherey-Nagel

3.1.6. Zell-Linie INS-1

Die INS-1-Zellen sind hoch differenzierte Insulinomazellen, die partiell sensitiv für Glukose sowie andere Stimulantien der Insulinsekretion sind. Etabliert wurden die INS-1-Zellen aus einem Insulinom, welches bei Ratten durch Röntgenbestrahlung induziert worden war (Asfari et al., 1992). Die langsam wachsenden INS-1-Zellen (Verdopplungszeit ca. 100 Stunden) zeigen morphologisch die für native Betazellen typischen Charakteristika. Die INS-1-Zellen wurden in zahlreichen Studien erfolgreich für Untersuchungen zur Regulation betazellspezifischer Gene und zur Analyse von Signalwegen in Betazellen verwendet (Chimienti et al., 2004, 2006). Die Wirkung verschiedener, im Rahmen der Immunantwort und bei der Betazell-zerstörung von Antigen-präsentierenden Zellen und Lymphozyten ausgeschütteter Zytokine auf die Genexpression der Betazellen, v.a. hinsichtlich der Autoantigene, wurde an INS-1-Zellen untersucht (Steinbrenner et al., 2002). Ebenso dienten sie als Betazell-Modell, um die Regulation der Diabetes-assoziierten Autoantigene genauer zu ergründen und so ihre Bedeutung für die Zellfunktion, sowie ihre Rolle bei der Pathogenese des Typ 1 Diabetes zu erforschen (Seißler et al., 2000). Sie stellen also auch ein gutes Modell dar, um die Regulation der Genexpression von Autoantigenen zu untersuchen.

3.2. Methoden

3.2.1. Kultivierung der INS-1-Zellen

Die INS-1 wurden im Zellkulturschrank bei 37°C und 5% Kohlendioxid in 75 cm^2 Zellkulturflaschen mit 15 ml Normalmedium (Normalmedium, 5mM Glukose) kultiviert und alle 3 Tage im Verhältnis 1:4 gesplittet (Abb. 9). Dafür wurden die Zellen nach einmaligem Waschen mit PBS für 5-10 min mit Trypsin-EDTA bei Raumtemperatur inkubiert, um sie vom Flaschenboden abzulösen. Die Wirkung des Trypsin-EDTA wurde mit PBS/10% FKS unterbrochen, die Zellsuspension auf die benötigte Anzahl Zentrifugenröhrchen verteilt und bei 142 g für 8 min zentrifugiert. Nach Absaugen des Überstandes wurden die Zellpellets in Normalmedium resuspendiert und 1:4 verdünnt auf die Zellkulturflaschen ausgesät.

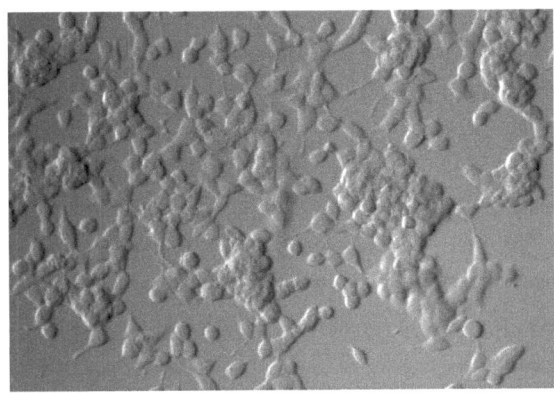

Abb. 9: Phasenmikroskopische Aufnahme der adhärent-wachsenden INS-1-Zellen der Ratte.

3.2.2. Nachweis der Akkumulation von Zink in INS-1-Zellen

Die INS-1-Zellen wurden in 6-well Platten überführt und mit verschiedenen Konzentrationen von Zink (Normalmedium und Normalmedium mit 50 µM Zink) für 2 Std. inkubiert. Anschließend wurden die Zellen zweimal in Zink-freiem Medium gewaschen und mit 5 µM RhodZin-3, einem Fluoreszenz-Indikator für Zink, für 45 min bei 37°C inkubiert. Nach einem erneuten Waschschritt wurden die Zellen in PBS resuspendiert und auf einen Objektträger überführt. Die Fluoreszenzstärke wurde unter einem Fluoreszenzmikroskop analysiert (PE-Filter).

3.2.3. Stimulation der INS-1-Zellen

Für die Stimulationsansätze wurden die INS-1-Zellen zunächst für 3 Tage in Niedrigglukose-Medium (5 mM Glukose) angezüchtet. Anschließend erfolgte die Zugabe der verschiedenen Stimulantien für 6, 12, 24 oder 48 Std. in Niedrigglukose-Medium, Medium mit 10 mM oder 21 mM Glukose. Verwendet wurden Konzentrationen, die in Vorversuchen bei INS-1-Zellen oder primär isolierten Langerhans-Inseln effektiv waren. In einzelnen Versuchsansätzen wurde die Inkubationszeit bis auf 3-8 Tage verlängert. Nachfolgend werden die einzelnen Versuchsansätze und verwendeten Faktoren dargestellt.

3.2.4. Testung der Glukoseabhängigkeit

Zur Untersuchung der Abhängigkeit der Genregulation von verschiedenen Glukosekonzentrationen im Medium wurden die INS-1-Zellen für 6, 12, 24, 48, teils auch 96 und 192 Std. (8 d) mit Glukosekonzentrationen von 5, 10 und 21 mM inkubiert. Da Insulinexpression und –sekretion in pankreatischen Betazellen über die extrazelluläre Glukosekonzentration reguliert werden, sollte dies Aufschluss darüber geben, ob auch der ZnT8-Zinktransporter durch Glukose reguliert wird.

3.2.5. Einfluss der Zinkkonzentration im Medium

Um Veränderungen in der Genexpression in Abhängigkeit von unterschiedlichen Zinkkonzentrationen im Medium feststellen zu können, wurden Zinkkonzentrationen von 1 µM, 10 µM, 50 µM und 100 µM im Basalmedium (5 mM Glukose) verwendet. Die Zellen wurden jeweils über 6 Std., 12 Std., 24 Std. und 48 Std. mit den verschiedenen Konzentrationen inkubiert.

3.2.6. Hormone
3.2.6.1 Wirkung einzelner Inselzellhormone

Glucagon, ein aus 29 Aminosäuren bestehendes Peptidhormon, wird in den Alphazellen der Langerhans-Insel produziert und stellt den physiologischen Gegenspieler des Insulins dar. Glucagon hält auf Ebene der Betazelle v.a. die Balance zwischen glukoseabhängiger Insulinsekretion und aktuellem Glukosespiegel aufrecht (Huypens, et al., 2000). Außerdem haben Studien an Glucagonrezeptor-knock-out Mäusen Hinweise dafür erbracht, dass Glucagon auch für das

Wachstum der Inselzellen und deren normale Funktion eine Rolle spielt (Sorensen, et al., 2006). Die INS-1-Zellen wurden für 24 Std. mit Glucagon-Konzentrationen von 0,1 nM, 1 nM, 10 nM und 50 nM inkubiert.

Neben den bekannten Wirkungen auf periphere Gewebe, führt Insulin durch einen Feedback-Mechanismus zu einer Regulierung der Glukose-stimulierten Insulinsekretion auf der Ebene der Betazellen. Außerdem hat Insulin wahrscheinlich auch Einfluss auf das Wachstum der Betazellen (Kulkarni, 2004). Auch bei der Regulation der Glucagon-Genexpression scheint Insulin eine Rolle zu spielen, indem es die Expression des Pro-Glucagon-Gens vermindert (Philippe, 1991).

Die Wirkung von Insulin auf die ZnT8 Genexpression wurde für unterschiedliche Insulin-Konzentrationen, 0,1 µM, 1 µM, 10 µM und 50 µM, über 24 Std. untersucht.

Ghrelin, erstmals von der Gruppe um Kojima isoliert, ist ein aus 28 Aminosäuren bestehendes Peptid, bei dem das an dritter Stelle stehende Serin N-octanoyliert ist und über ein Präcursor-Protein (Präproghrelin, 117 AS) durch posttranslationale Modifikation gebildet wird (Kojima et al., 1999). Ghrelin wird von den Epsilonzellen der Langerhans Inseln, vor allem aber von den X/A-Like-Zellen des Magens sezerniert (Date et al., 2000).

Es hat regulierende Wirkung auf verschiedene Regelkreise, so z.B. auf die GH-Sekretion, Appetitregulation sowie die Insulinsekretion (Kojima et al., 2005). Studien zur parakrinen Wirkung von Ghrelin auf die Betazellen zeigten bisher kontroverse Ergebnisse. Teils wurden die Zellen zur vermehrten Insulinsekretion angeregt, teils eher inhibiert (Date et al., 2002; Adeghate et al., 2002; Broglio et al., 2001; Lee et al., 2002). Date et al. berichteten, dass Ghrelin die Insulinsekretion nur bei höheren Glukosekonzentrationen (8,3 mM) stimuliert, nicht aber bei basalen Konzentrationen (2.8 mM).

Im Rahmen der vorliegenden Arbeit wurden die INS-1-Zellen mit verschiedenen Ghrelin-Konzentrationen (0,01 nM, 0,1 nM, 1 nM, 10 nM und 10 0nM) über 24 Std. inkubiert. Anschließend wurde der Einfluss von 1 nM Ghrelin auf die Genexpression in 5 mM und 21 mM Glukose enthaltendem Medium im Verlauf von 6, 12, 24 und 48 Std. untersucht.

3.2.6.2. Inkretine

Die Inkretine Glucagon-like-peptide 1 (GLP-1) und das Glucose-dependent Insulinotropic Peptide (GIP) führen, wie bereits in der Einleitung aufgeführt, zu einer streng glukoseabhängigen Insulinsekretion, Steigerung der Betazellproliferation und Hemmung der Betazellapoptose. Um den

Einfluss von GLP-1 auf die Genregulation von ZnT8 zu testen, wurden die INS-1-Zellen zunächst mit verschiedenen Konzentrationen (GLP-1: 0,1, 1, 10 und 100 nM; GIP: 0,1, 1, 10, 100 und 1000 nM) für 24 Std. kultiviert. Zur Austestung der Zeitabhängigkeit wurden die Zellen für 6 Std., 12 Std., 24 Std. und 48 Std. mit GLP-1 oder GIP inkubiert. Zusätzlich wurde die Zeitabhängigkeit mit dem langwirksamen GLP-1 Analogon Exendin-4 (1 nM) untersucht.

3.2.6.3 Hemorphin-7

Hemorphine sind endogene Peptide die zur Familie der sog. atypischen Opioide gehören. Sie entstehen bei der enzymatischen Hydrolyse der Beta-, Kappa-, Delta-, oder Epsilon-Kette des Blutproteins Hämoglobin. Sie wurden als natürlich vorkommende Peptide aus verschiedenen Geweben, z.b. im Gehirn, sowie aus biologischen Flüssigkeiten, wie z.b. Plasma und Liquor cerebrospinalis isoliert (Nyberg et al., 1997). Neuere Studien weisen darauf hin, dass Hemorphin die Hormonsynthese/sekretion in Inselzellen beeinflusst.

Im Rahmen der vorliegenden Arbeit wurde der Effekt von Hemorphin-7 (10 nM, 50 nM und 100 nM) auf die Expression der betrachteten Betazellgene untersucht. Hierfür wurden die INS-1-Zellen für 6 Std., 12 Std. bzw. 24 Std. inkubiert.

3.2.7. Aktivatoren und Inhibitoren wichtiger Signalwege in der Betazelle

Die wichtigste Funktion der Betazellen, die glukoseanhängige Insulinsekretion, wird durch ein komplexes Zusammenspiel zwischen Calcium/Kaliumkanälen, ATP/ADP Ratio, hormonellen und neuronalen Stimuli mit nachfolgender Aktivierung oder Hemmung intrazellulärer Signalkaskaden reguliert (siehe Einleitung 1.3). Um mögliche Signalwege bezüglich der Regulation der Genexpression von ZnT8 zu identifizieren, wurden INS-1-Zellen bei niedriger Glukosekonzentration (5 mM) mit spezifischen Inhibitoren für Proteinkinasen und Aktivatoren von Signalwegen inkubiert.

3.2.7.1. Forskolin

Forskolin, eine Substanz isoliert aus dem indianischen Kraut *coelius forkohli*, führt über eine Aktivierung der Adenylatcyclase zum Anstieg der intrazellulären cAMP-Konzentration und nachfolgend über den cAMP/Proteinkinase A und cAMP-Epac Signalweg zu einer Steigerung der Insulinsekretion (Insel und Ostrom, 2003; Gloerich und Bos, 2010). Die INS-1-Zellen wurden zunächst für 24 Std. mit 1 µM und 10 µM Forskolin inkubiert. Für die Konzentration, bei der sich die stärkste Wirkung auf die Antigenexpression (10 µM Forskolin) zeigte, wurde eine Zeitabhängigkeit überprüft (6 Std., 12 Std., 24 Std. und 48 Std.).

3.2.7.2. SB203580

Mitogen-aktivierte Protein Kinasen (MAPK) sind Mediatoren der Signaltransduktion von Zelloberflächenmolekülen zum Zellkern, die durch verschiedene Stressoren aktiviert werden. SB203580 ist ein Pyridinyl-Imidazol-Inhibitor, der die Kinaseaktivität des p38α und p38β MAPK Subtyps hemmt (IC50 0.6 µM) ohne die JNK Aktivität (c-Jun N-terminale Kinasen) zu beeinflussen (Cuenda et al., 1995). In INS-1-Zellen vermittelt die p38 MAP-Kinase zum Beispiel, neben der Aktivierung von ERK1/2, die apoCIII-induzierte Apoptose der Betazellen (Sol et al., 2009). In höheren Konzentrationen (3-5 µM) hemmt SB203580 zusätzlich die Aktivierung der Proteinkinase B/Akt durch Inhibition der Phosphoinositol-abhängigen Protein Kinase 1 (PDK1). Im vorliegenden Projekt wurde SB203580 in einer Konzentration von 1 µM (p38 MAPK) und 10 µM (PKB/Akt) verwendet. Die Inkubationszeit betrug jeweils 24 und 48 Std..

3.2.7.3. Wortmannin

Wortmannin, auch KY 12420 genannt, ist ein potenter, spezifischer Inhibitor der Phosphoinositol-3-Kinase, der Myosin-Leichtketten-Kinase und der Neutrophil- sowie Met-Leu-Phe-vermittelten Aktivierung der Phospholipase-D. In Betazellen konnte die GLP-1 und GIP-vermittelte Proliferation mit Wortmannin inhibiert werden (Friedrichsen et al., 2006). Außerdem wird von Wortmannin sowohl die Proteinkinase B inhibiert (Hinault et al., 2006) als auch parallel dazu die Glykogen-Synthase-Kinase-3 (GSK-3) aktiviert (Jensen et al., 2007).
Im vorliegenden Projekt wurde Wortmannin in einer Konzentration von 100 nM und 10 µM für 24 Std. eingesetzt.

3.2.7.4. PD98059

Mitogen-aktivierte-Proteinkinasen (MAPK) stellen eine Gruppe von Serin/Threonin-Proteinkinasen dar, die unter anderem bei Zellproliferation, -differenzierung und –apoptose eine Rolle spielen. PD98059 ($C_{16}H_{13}NO_3$, 2-(2-Amina-3-Methoxyphenyl)4H-1-Benzopyran-4-on)) ist ein selektiver, nicht-kompetitiver Inhibitor des MAPK-Signalweges (MEK1 Inhibitor). PD98059 hemmt in niedriger Dosierung (2-7 µM) die Aktivierung der MAPK-Kinase1 durch die Raf oder MEK-Kinase ohne aber Einfluss auf die MAPK-Kinase-1 zu nehmen. In deutlich höheren Konzentrationen (50 µM) wird auch die Aktivierung der MAPK-Kinase-2 geblockt (Alessi et al., 1995).

In den vorliegenden Versuchen wurden die INS-1-Zellen entweder mit 10 µM oder 50 µM PD98059 für 24 Std. inkubiert.

3.2.7.5. H 89

H 89 ([N-[2-(*p*-Bromocinnamylamino)ethyl]-5-Isoquinolinesulfonamid]) ist ein potenter und selektiver Inhibitor der cAMP- und cGMP-abhängigen Proteinkinasen – Proteinkinase A und C- sowie der Proteinkinase Cµ. Andere Untertypen der Proteinkinase C-Gruppe bleiben aber weitgehend unbeeinflusst (Lochner and Moolman, 2006).
In den vorliegenden Versuchen kam H-89 in Konzentrationen von 1 µM oder 10 µM zum Einsatz.

3.2.7.6. KN 93

KN 93 [N-(2-Hydroxyethyl)-N-(4- ethoxybenzenesulfonyl)] amino-N-(4-chlorocinnamyl)-N-methylbenzylamin], bewirkt eine Blockade der Ca^{2+}/Calmodulin-abhängige Kinase II und beeinflusst so die Glukose-induzierte und Forskolin-stimulierte Insulinsekretion in den Betazellen der Ratte negativ bzw. inhibitorisch (Niki et al., 1993).
In der vorliegenden Studie wurde die Wirkung von KN 93 in einer Konzentration von 10 µM über 6 und 12 Std. untersucht.

3.2.8. RNA-Isolierung aus INS-1-Zellen

Die kultivierten INS-1-Zellen wurden einmal mit PBS gewaschen, mit 1x Trypsin-EDTA durch 4-minütige Inkubation bei 37°C abgelöst und mit PBS mit 10% FCS gewaschen. Es folgte das Abzentrifugieren der Zellen (8 min bei 142 g). Das Zellpellet wurde mit 200 µl PBS resuspendiert und mit 400 µl Lyse- und Bindungspuffer versetzt und 15 Sekunden gevortext. Das gesamte Volumen (max. 700 µl) wurde auf eine Glasfasersäule in einem Collectiontube pipettiert und 15 sec bei 8000 g zentrifugiert, der Durchfluss verworfen. Daraufhin wurden die Proben mit jeweils 100 µl DNase I Lösung (90 µl DNaseI Inkubationspuffer und 10 µl DNaseI) für 15 min bei Raumtemperatur inkubiert. Hierauf erfolgten zwei Waschvorgänge mit 500 µl Waschpuffer I bzw. Waschpuffer II wobei jeweils 15 sec bei 800 g zentrifugiert und der Durchfluss verworfen wurde. Zum Trocknen der Säule erfolgte am Ende eine Zentrifugation bei 13.000 g für 2 min nachdem je 200 µl Waschpuffer II auf die Säulen pipettiert worden war. Danach wurden die Säulen jeweils in ein steriles Tube gestellt und die RNA mit 50 µl Elutionspuffer durch 1-minütige Zentrifugation bei

8000 g in ein DNase- und RNase freies Eppendorf Tube eluiert. Die eluierten Proben wurden anschließend sofort in einen Kühlakku gestellt.

Um von jeder Probe die gleiche Menge RNA in cDNA umschreiben zu können, erfolgte die Konzentrationsbestimmung im Photometer (Extinktion bei 230, 260 und 320 nm). Hierfür wurden die Proben jeweils 1:14 in Elutionsbuffer verdünnt und das gesamte Volumen zur Messung in eine Küvette pipettiert. Als Blank zur Kalibrierung des Photometers diente dasselbe Volumen Elutionsbuffer.

Die Messung der optischen Dichte (OD) bei 260 nm erlaubt mittels des Lambert-Beer-Gesetzes:
OD = Konzentration x Schichtdicke der Küvette x Extinktionsfaktor

Die Berechnung der RNA-Konzentration erfolgte nach der Formel:
$$\text{RNA-Konzentration [ng/µl]} = OD_{260} \times 40 \times \text{Verdünnung}$$
Einen Anhalt zur Reinheit der isolierten RNA gibt das Verhältnis OD260/OD280 sowie OD260/OD230.

3.2.9. Reverse Transkription der mRNA (cDNA Synthese)

Da sowohl für die PCR als auch für die Real Time PCR (Light Cycler) DNA benötigt wird, wurde diese mittels reverser Transkription (RT) aus der isolierten RNA hergestellt. Als Matrize diente die mRNA, von der mit Hilfe einer RNA-abhängigen DNA-Polymerase in einer enzymatisch katalysierten Reaktion der komplementäre DNA-Strang synthetisiert wird. Zur Initialisierung der Synthese führt die Bindung eines Primers an die mRNA. Die cDNA-Synthese mit RNA aus INS-1-Zellen wurde mit dem Omniscript Reverse Transcription-Kit von Qiagen durchgeführt. Es wurden jeweils 2 µg der jeweiligen RNA-Probe umgeschrieben. Hierfür wurde zunächst das benötigte Probenvolumen mit RNAse-freiem H_2O auf 12 µl aufgefüllt, 8 µl des Mastermixes bestehend aus (pro Probe)

- 2 µl   10 x Reverse Transcriptase Buffer
- 2 µl   dNTP Mix (5mM)
- 2 µl   OligodT Primer (10µM)
- 1 µl   reverse transcriptase (bei negativ Kontrolle jeweils durch RNAse- freies H_2O ersetzt)
- 0,3 µl   RNAse Inhibitor (30 Units/µl)

0,7 µl   RNAse- freies H₂O

dazugegeben und kurz mit der Pipette gemischt. Anschließend erfolgte eine 60-minütige Inkubation bei 37°C im Heizblock. Die so gewonnene cDNA wurde entweder sogleich für die PCR eingesetzt oder zwischenzeitlich bei -20°C aufbewahrt.

3.2.10. Klonierung der Template cDNA-Fragmente

Für die Durchführung der LightCycler RT-PCR ist es notwendig, einen Standard für die zu amplifiziereden cDNA Abschnitte herzustellen. Deshalb wurde das Full-Lenght-Fragment von ZnT8 mittels Polymerase-Kettenreaktion (PCR) aus cDNA von INS-1-Zellen amplifiziert und in einen Plasmidvektor kloniert. cDNA-Fragmente von Aktin, Insulin, IA-2 und Phogrin (IA-2β) standen aus vorangegangenen Studien zur Verfügung.

Aus INS-1-Zellen isolierte RNA wurde in cDNA umgeschrieben und mit spezifischen Primern mittels Polymerase-Kettenreaktion (PCR, Bedingungen: 1 mM MgCl, 50°C, 30 Zyklen, Primer: Oligo-dT Primer, 0,4 µg/µl) amplifiziert. Bei der PCR handelt es sich um eine *in vitro* Methode zur enzymatischen Synthese definierter DNA-Abschnitte. Die sich mehrmals wiederholende Abfolge der Amplifizierungsschritte Denaturierung der Matrizen-DNA, Anlagerung der jeweils für das Teilstück spezifischen Primer (Annealing) und Verlängerung der Primer entlang der Matrizen-DNA durch eine hitzestabile Taq-DNA-Polymerase (Elongation), führt zu einer Anreicherung spezifischer, definierter DNA-Fragmente (Mullis und Faloona, 1987).

Für die PCR wurde das GO-Taq Flexi-DNA-Polymerase-Kit (Promega) verwendet.

Pro Probe bestand der PCR-Mix für β-Aktin und ZnT8 aus

16,88 µl   RNAse- freies H₂O
    5 µl   Puffer 5x Flexi Taq
    2 µl   Magnesium Chlorid (25 mM)
  0,5 µl   dNTP-Mix (10mM)
0,25 µl   Forward-Primer
0,25 µl   Reverse-Primer
0,125 µl   Taq-Polymerase.

Der PCR-Mix für Insulin bestand pro Probe aus

16,38 µl	RNAse- freies H_2O
5 µl	Puffer 5x Flexi Taq
2,5 µl	Magnesium Chlorid (25 mM)
0,5 µl	dNTP-Mix (10mM)
0,25 µl	Forward-Primer
0,25 µl	Reverse-Primer
0,125 µl	Taq-Polymerase.

Die Amplifikation der DNA erfolgte im Thermocycler nach folgendem Temperaturprofil: Initiale Denaturierung der DNA für 5 min bei 95°C, im Anschluss zyklische Wiederholung von 1) Denaturierung für 30 sec bei 94°C, 2) Annealing für 30 sec bei einer Primer-spezifischen Temperatur und 3) Elongation bei 72°C für 1 min . Abschließend erfolgte eine finale Elongation für 7 min bei 72°C. Mit dem Herunterkühlen auf 4°C wurde der Vorgang beendet.

Zur elektrophoretischen Auftrennung der mit Hilfe der PCR amplifizierten DNA wurden je 20 µl Probe auf einem 2%-igem, mit 1 µg/ml Ethidiumbromid versetzten Agarosegel aufgetragen.

Um auf die Fragmentlänge rückschließen zu können, wurde ein Molekulargewichtsmarker (100 bp oder 1000 bp DNA-Ladder, New England Biolabs) mitgeführt. 1x TAE diente als Laufpuffer. Bei einer konstanten Spannung von 95 Volt wurde die elektrophoretische Trennung in einer Elektrophoresekammer (MWG Biotech) innerhalb von ca. 60 min durchgeführt. Mittels eines Geldokumentations-Systems (Intas) wurden die durch UV-Licht sichtbar gemachten Banden der DNA photographisch dargestellt. Die Banden mit der richtigen Größe wurden aus dem Gel herausgeschnitten und in NT2-Puffer bei 72°C inkubiert.

Nach der Inkubation erfolgte eine Reinigung der linearisierten Plasmid-DNA mit dem Nucleo-Trap Kit von Macherey-Nagel nach folgendem Protokoll:

- NT2-Puffer und Sample 4:1 mischen
- 10 µl NucleoTrap Suspension pro 100 µl Mix, 10 min Inkubation bei RT, 30 sec zentrifugieren bei 10000 g

- Mit 400 µl NT2 waschen, 30 sec zentrifugieren bei 10000 g
- Mit 400 µl NT3 waschen, 30 sec zentrifugieren bei 10000 g, diesen Schritt wiederholen
- Bei 37°C 10-15 min trocknen
- DNA mit 25-50 µl H$_2$O lösen, dazu 10 min bei RT stehen lassen, zwischenzeitlich 2-3 mal vortexen, abschließend 30 sec zentrifugieren bei 10000 g.

Anschließend wurde das PCR-Produkt nach folgendem Pipettierschema der Ligation weiterverarbeitet:

2 µl PCR-Produkt
5 µl 2x Ligation-Fast-Puffer
1 µl H$_2$O
1 µl PGEM T-easy Vektor
1 µl T4 Ligase

Dieser Ansatz wurde für 1 Std. bei Raumtemperatur inkubiert.
Um das so gewonnene Plasmid in kompetente Zellen (kompetente E. coli one shot stable) zu transformieren, wurde anschließend wie folgt vorgegangen:

1 µl Ligationsansatz (siehe oben) + E. coli:
- Inkubation für 30 min auf Eis
- Hitzeschockieren für 30 sec bei 42°C
- Ca. 400 µl SOC-Medium zugeben und 60 min bei 37°C inkubieren.
- Alles auf LB-Platte (+Ampicillin +IPTG +X-Gal) ausplattieren
- Ca. 24 Std. bei 37°C inkubieren

Falls nötig, wurden die Bakterien-Platten zwischenzeitlich im Kühlschrank aufbewahrt. Anschließend wurden die Klone, die nicht die Indikatorfarbe blau (X-Gal-vermitteltes Zeichen, dass die Transformation nicht erfolgreich war) angenommen hatten, gepickt, in Nährmedium (LB-Medium) vermehrt und wie im Folgenden dargestellt weiterverarbeitet. Hierfür wurden die Plasmide mit dem Plasmidpräparationskit „Qiaprep" (Qiagen) aus den zuvor kultivierten E. coli Bakterien gewonnen und je nach Zielplasmid mit unterschiedlichen Restriktionsenzymen und Puffern verdaut. Anschließend wurden die isolierten Plasmide sequenziert um sicherzustellen, dass es sich um die richtige Sequenz handelte.

3.2.11. Herstellung der Plasmidstandards

Zur Gewinnung der Standards für die LightCycler RT-PCR wurden in pGEM-Plasmidvektoren klonierte cDNA-Fragmente der Ratten-Zielgene Aktin, Insulin, IA2, Phogrin (IA2ß) sowie ZnT8 verwendet und mit einem Restriktionsenzym verdaut, von dem eine spezifische Schnittstelle im Plasmid vorlag.

Zielgen	Restriktionsenzym	Fragmentlänge	Plasmidvektor
ZnT8 (Ratte)	Pst I	1100	T-easy
Aktin (Ratte)	Xho I	342	pGEM 7Z
IA2 (Ratte)	Pst I	822	pGEM 5Z
Insulin (Ratte)	Hind III	296	pGEM 4Z
Phogrin (IA2, Ratte)	Pst I	126	T-easy

Tab. 1: Plasmidstandards und Restriktionsenzyme zur Herstellung des linearisierten Fragments.

Nach dem 60-minütigen Verdau im Heizblock bei 37°C erfolgte eine Reinigung der linearisierten Plasmid-DNA mit dem NucleoTrap Kit von Macherey-Nagel nach folgendem Protokoll:

- NT2-Puffer und Sample 4:1 mischen
- 10 µl NucleoTrap Suspension pro 100 µl Mix, 10 min Inkubation bei RT, 30 sec zentrifugieren bei 10.000 g
- Mit 400 µl NT2 waschen, 30 sec zentrifugieren bei 10.000 g
- Mit 400 µl NT3 waschen, 30 sec zentrifugieren bei 10.000 g, diesen Schritt wiederholen
- Bei 37°C 10-15 min trocknen
- DNA mit 25-50 µl H_2O lösen, dazu 10 min bei RT stehen lassen, zwischenzeitlich 2-3 mal vortexen, abschließend 30 sec zentrifugieren bei 10.000 g.

Im Anschluss wurde jeweils 1 µl der Proben gemischt mit 1 µl Loading Dye sowie 4 µl Aqua ad injectabilia auf ein 1%iges Agarosegel aufgetragen. Um beurteilen zu können, ob die Bande später in der zu erwartenden Höhe zu sehen war, wurde ein 1 kbp-DNA-Molekulargewichtsmarker mit auf das Gel aufgetragen (s. Abb. 10).

Die DNA-Konzentration wurde mittels Photometermessung bestimmt und die jeweils vorhandene Molekülzahl in den einzelnen Proben rechnerisch mit Hilfe folgender Formel berechnet:

$$\text{Kopienzahl}/\mu l = \frac{\text{DNA-Konzentration [g/}\mu\text{l]} \times 6 \times 10^{23}}{\text{Anzahl der Basenpaare} \times 660 \text{ g/mol}}.$$

3.3. Real-Time PCR (LightCycler-PCR)

Bei der vor gut 10 Jahren entwickelten Methode zur exakten mRNA/cDNA-Quantifizierung (Wittwer et al., 1997) laufen DNA-Amplifizierung und direkte Detektion der Produkte in einem PCR-Lauf ab. Für die Berechnung der Kopienzahl werden externe Standards benötigt, deren Konzentration bekannt ist und die mit der cDNA gemeinsam amplifiziert werden. Die Standards wurden seriell so verdünnt, dass die Konzentration der Proben-cDNA ungefähr im mittleren Bereich zwischen den Standardkurven zu liegen kommt.

Folgende Konzentrationen wurden für die einzelnen Standards eingesetzt:

- β-Aktin: 1×10^4 bis 1×10^7 Kopien
- IA-2: 1×10^3 bis 1×10^6 Kopien
- IA-2-ß/Phogrin: 1×10^4 Bis 1×10^7 Kopien
- Insulin: 1×10^5 bis 1×10^8 Kopien
- ZnT8: 1×10^5 bis 1×10^8 Kopien.

3.3.1. Ablauf der LightCycler RT-PCR

Bei jedem PCR-Lauf sind die ersten Kapillaren mit Wasser als Negativkontrolle und den jeweiligen Standards belegt. Insgesamt können 32 Proben in einem LightCycler-Lauf amplifiziert werden.

Es wurden jeweils 2 µl cDNA verdünnt mit je 3 µl H_2O eingesetzt, von den seriell verdünnten Standards und dem Wasser als Negativkontrolle je 5 µl. Diese wurden in die Glaskapillaren, in denen die Amplifizierung im LightCycler stattfindet, vorgelegt. Die Kapillaren befanden sich in einem Kühlakku, um vorzeitige Reaktionen der einzelnen Bestandteile der Proben zu verhindern. Mit dem Light Cycler First Start DNA Master Plus SYBR Green I-Kit von Roche wurde der Mastermix wie folgt zusammengesetzt:

Pro Probe/Standard/Kontrolle:

7 µl H_2O
2 µl   forward primer
2 µl   reverse primer
4 µl   des SYBR Green-Mastermix.

Davon wurden 15 µl in jede Kapillare pipettiert, diese dann verschlossen und in kleinen Kühladaptern bei 550 g für 5 sec zentrifugiert. Anschließend konnten die Glaskapillaren in den LightCycler gestellt und der Lauf gestartet werden.
Durch Variation der Annealingtemperatur wurde die PCR so optimiert, dass eine spezifische Amplifikation nur des gewünschten Gens erfolgt.

Fragment	Primersequenz	Produkt-länge (bp)	Annealing-temperatur (°C)	Zyklen-zahl
Aktin	F: 5'ACCCACATgCCCATCTA R: 5'gCCACAggATTCCATACCCA	342	58	40
ZnT8	F: 5'TgCTgTCTgTCCTTTgCATC R: 5'TTgTgCATCCTTgTggTTgT	193	62	40
Insulin	F: 5'ACCCAAgTCCCgTCgTgAAgT R: 5'CCAgTTggTAgAgggAgCAgATg	164	61	40
IA2	F: 5'TgCgCTCATTgCTgCTTACTCTg R: 5'ggCgCTCCTTATCCCgTTgTTT	114	63	40
Phogrin	F: 5'CCTgCATCCTggCCgTTCTCCTg R: 5'ACgTTggCggCATAgCTCCTggTA	149	68	40

Tab. 2: LightCycler-Primer der amplifizierten Gene und ihre Amplifikationsbedingungen

Die LightCycler-PCR liefert Fluoreszenzdaten die mittels LightCycler Analysis Software durch den Fit Point Algorithmus analysiert wurden. Das Auftragen der „crossing points" der Standards gegen den Logarithmus ihrer jeweiligen Konzentration ermöglichte die Berechnung der Standardkurven. Diese „crossing points" geben den Schnittpunkt der PCR-Amplifizierungskurve mit der Backgroundlinie wieder. Dadurch wird die Zyklusnummer definiert, bei der die exponentielle Phase der Amplifizierung beginnt.

Anhand dieser Standardkurven kann die Kopienzahl der RNA/cDNA des jeweiligen Gens berechnet werden.
Um die Spezifität der amplifizierten PCR-Produkte zu bestätigen, wurde zu jedem LightCycler-Run eine Schmelzpunkanalyse durchgeführt. Hierfür wurde unter simultaner Messung der kontinuierlich abnehmenden Fluoreszenzintensität die Temperatur langsam von 75°C auf 95°C erhöht. Die

dadurch ermittelten für jedes amplifizierte Produkt spezifischen Schmelztemperaturen wurden in einem Kurvendiagramm visualisiert.

Um die unterschiedlichen Einflüsse der einzelnen Versuchsbedingungen auf die Genexpression von ZnT8, Insulin, IA-2, IA-2β bewerten zu können, musste im ersten Schritt der Gehalt der RNA/cDNA auf gleiche Ausgangswerte eingestellt werden. Hierfür diente ein sogenanntes „housekeeping"-Gen, das β-Aktin, welches in den INS-1-Zellen nicht reguliert wird. Zur Normierung wurden alle cDNA Proben auf die gleiche Konzentration von 200.000 β-Aktin-Kopien eingestellt.

Für die Versuche wurden in jedem Experiment unstimulierte INS-1-Zellen als Kontrolle verwendet, deren Expression als 100% gesetzt wurde. Expressionsänderungen wurden in Prozent zur jeweiligen Kontrolle angegeben. Alle Versuchsreihen wurden unter denselben Bedingungen unabhängig voneinander mindestens dreimal durchgeführt und analysiert.

3.4. Statistische Analyse

Alle Proben, die miteinander verglichen wurden, wurden immer in einem LightCycler Lauf analysiert. Die quantitativen Änderungen in der Genexpression (LightCycler RT-PCR) werden in Prozent im Vergleich zu den unstimulierten Zellen angegeben, deren Genexpressionsrate auf den Wert von 100% festgelegt wurde. Die Ergebnisse werden als Mittelwerte ± Standardabweichung (SD) angegeben. Die statistische Auswertung erfolgte mit dem Programm Prism 3.0. Die Ergebnisse wurden mittels des zweiseitigen Student's t-Tests analysiert. Ein p-Wert <0,05 wurde als signifikant gewertet.

4. Ergebnisse

4.1. Expression von ZnT8 in INS-1-Zellen und Klonierung der full-length ZnT8-cDNA

Aus INS-1-Zellen wurde Gesamt-RNA isoliert und in cDNA umgeschrieben. In der RT-PCR konnte mit spezifischen Primern eine Bande mit ca. 1100 bp amplifiziert werden, die in den Plasmidvektor T-easy kloniert wurde. Nach der Plasmidisolierung und der Linearisierung des Plasmids mit dem Restiktionsenzym Pst I wurde in der Gelelektrophorese eine Bande bei ca. 4100 bp detektiert (Abb. 10). In der Sequenzierung zeigte sich 100%-ige Übereinstimmung der kodierenden Region mit der publizierten Ratten-ZnT8 Sequenz (bp 1-1110, Slc 30a8, XM_235269). Somit war der Nachweis erbracht, dass die INS-1-Zellen ZnT8 exprimieren.

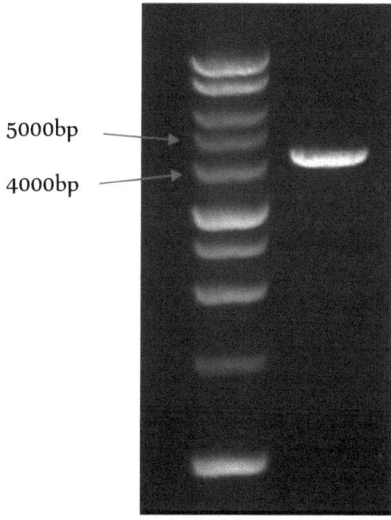

Abb. 10: Gelelektrophoretische Auftrennung des ZnT8-T-easy-Plasmids nach Linearisierung durch Verdau mit dem Restriktionsenzym Pst I und Dokumentation mittels eines Geldokumentations-Systems (Intas).

Durch die Inkubation der INS-1-Zellen in Medium mit erhöhter Zn^{2+} Konzentration und anschließender Färbung mit dem Fluoreszenz-Indikator RhodZin-3 konnte nachgewiesen werden, dass die INS-1-Zellen aktiv Zink aufnehmen (Abb. 11B).

Die Inkubation von Fibroblasten (3T3 Zelllinie) mit erhöhter Zinksulfatkonzentration führte zu keiner Zn^{2+}-Aufnahme und RhodZin-3 Färbung (Bild nicht dargestellt).

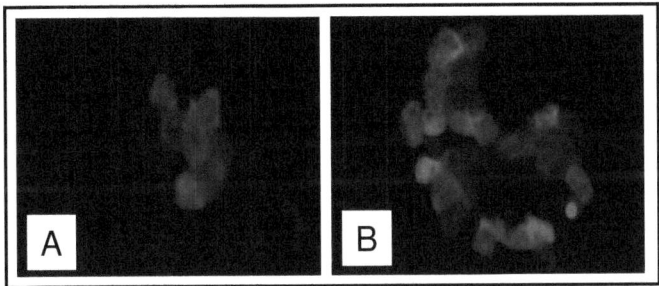

Abb. 11: Analyse der intrazellulären Zinkkonzentration in INS-1-Zellen durch RhodZin-3 Färbung. Die INS-1 wurden in Normalmedium (A) oder in Normalmedium mit 50 µM Zinksulfat (B) für 2 Std. inkubiert. Anschließend wurden die Zellen mit 5 µM RhodZin-3 inkubiert und unter dem Fluoreszenzmikroskop analysiert. Es zeigt sich eine deutlich stärkere Fluoreszenzfärbung bei den Zellen, die mit der erhöhten Zinkkonzentration kultiviert worden sind.

4.2. Etablierung der ZnT8 real-time RT-PCR (LightCycler)

Für die quantitative LightCycler PCR standen aus vorangehenden Arbeiten die klonierten cDNAs für β-Aktin, Insulin, IA-2 und Phogrin zur Verfügung. Für Quantifizierung der ZnT8 Expression mittels LightCycler RT-PCR musste ein neuer Standard hergestellt werden. Verwendet wurde das linearisierte Plasmid mit der klonierten full-length Ratten ZnT8 cDNA als Insert (Abb. 10).

Nach photometrischer Messung der Plasmid-DNA-Konzentration konnte die Molekülzahl berechnet und ein an den durchschnittlichen ZnT8-Gehalt der INS-1-Zellen angepasster Standard erstellt werden. Für ZnT8 erwies sich der Bereich von 1×10^5 bis 1×10^8 Kopien als passend.

Zur Quantifizierung der Kopienzahlen von cDNA-Proben mit Hilfe der LightCycler RT-PCR wird eine kontinuierliche real-time Detektion der jeweiligen Amplifizierungsprodukte in der expotentiellen bzw. logarithmisch-linearen Phase der PCR herangezogen.
Für ZnT8 wurde zunächst in mehreren Durchgängen mit einer repräsentativen Probe und einem Standard nach der optimalen Annealingtemperatur gesucht. Diese war bei 62°C erreicht (Abb. 12).
Auf die Kopienzahl der jeweiligen cDNA-Proben wurde mittels 3 bzw. 4 Standards, die sich jeweils im Abstand einer 10er-Potenz befanden, rückgerechnet.
Unter basalen Bedingungen lag die cDNA Kopienzahl für ZnT8 bei $6,3 \pm 1,8 \times 10^6$, für Insulin bei $10,8 \pm 6,4 \times 10^6$, für IA-2 bei $3,2 \pm 0,9 \times 10^4$ und für Phogrin bei $1,3 \pm 0,5 \times 10^6$ RNA/cDNA Kopien bezogen auf eine β-Aktin Kopienzahl von 1×10^5.
Die Effizienz der PCRs, berechnet mit der Gleichung $10^{[-1/slope]}$, lag im Bereich zwischen 1.8 und 1.95. Die Intra-Assay-Varianz, sprich die Reproduzierbarkeit und Genauigkeit des Pipettierens betrug 4% (Abb. 13). Proben, die untereinander verglichen wurden, wurden immer in einem gemeinsamen Lauf gemessen.
In den jeweiligen Schmelzpunktkurven der PCR-Produkte fand sich keine Kontamination mit anderen Genprodukten (Abb. 14).

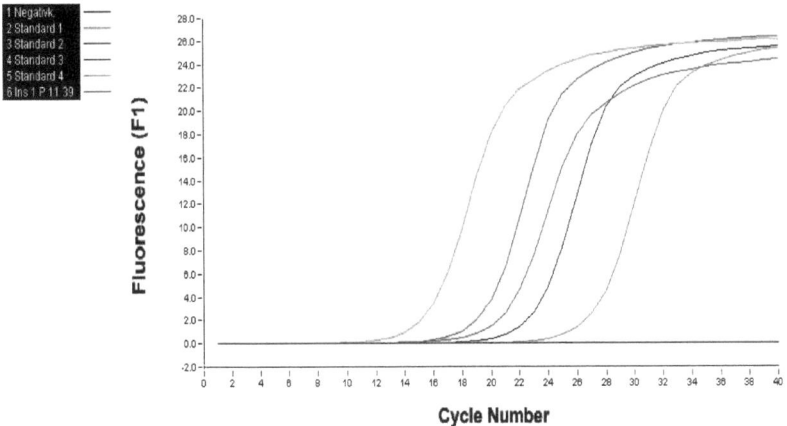

Abb. 12: Light-Cycler (LC) RT-PCR für die ZnT8-Standardkurven ($1x10^5$-$1x10^8$) und einer repräsentativen cDNA-Probe aus INS-1-Zellen (Mitte, blaue Kurve).

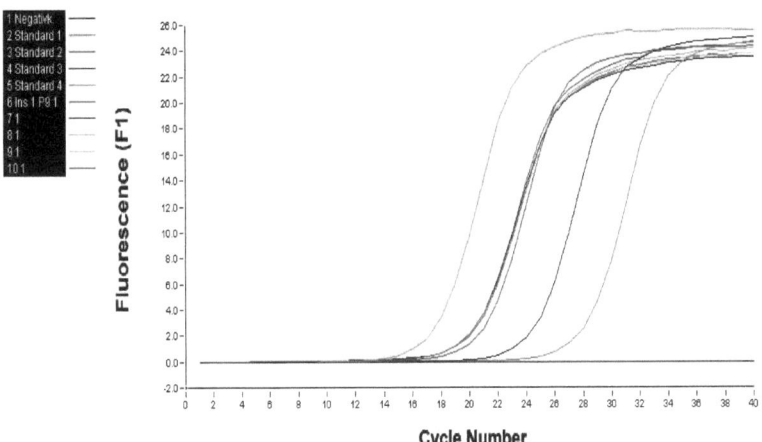

Abb.13: LightCycler (LC) RT-PCR zur Bestimmung der Intra-Assay-Variation. Gezeigt ist die 5-malige Amplifikation einer INS-1 Zell-cDNA-Probe und der Standard.

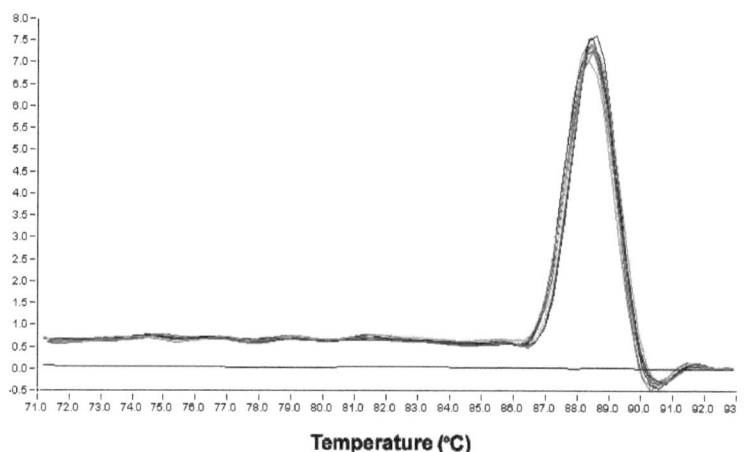

Abb. 14: Verlauf einer Schmelzkurven-Analyse der PCR-Produkte einer repräsentativen ZnT8 LightCycler RT-PCR (die blaue Kurve ist die Wasser-Negativkontrolle).

Für die amplifizierten PCR-Produkte ergaben sich folgende Schmelzpunkte:

β-Aktin-Fragment: 89°C
ZnT8-Fragment: 88,5°C
Insulin-Fragment: 90°C
IA2-Fragment: 88°C
Phogrin-Fragment: 90°C.

Für die Standards von ß-Aktin, Insulin, IA-2 und Phogrin fanden sich ähnliche, spezifische Kurvenverläufe wie für ZnT8 (Daten nicht als Abbildung dargestellt).

Um die Wirkung der unterschiedlichen Testsubstanzen auf die Genexpression der INS-1-Zellen möglichst genau einschätzen zu können, wurden in allen Ansätzen im ersten Schritt ein LightCycler Lauf auf β-Aktin durchgeführt, um die Genprodukte auf den gleichen β-Aktin-Gehalt von 200.000 Kopien zu normieren.

4.3. Einfluss metabolischer und hormoneller Faktoren auf die Expression von ZnT8 und Insulin sowie IA2 und Phogrin

4.3.1. Einfluss unterschiedlicher Glukose-Konzentrationen

Der wichtigste metabolische Stimulus der Insulinsekretion in den Betazellen des Pankreas ist Glukose. Um den Einfluss einer erhöhten Glukosekonzentration auf die Expression von ZnT8 beurteilen zu können, wurden die INS-1-Zellen über 24 Std., 48 Std. und 72 Std. mit 5 mM, 10 mM oder 21 mM Glukose inkubiert.

Eine Konzentration von 5 mM und 10 mM Glukose führte zu keiner signifikanten Änderung der Genexpression von ZnT8, Insulin, IA-2 und Phogrin (Abb. 15-18). Bei hoher Glukosekonzentration (21 mM) wurde nach 48 Std. die Insulingenexpression auf 207 ± 11% signifikant gesteigert (Abb. 19). Bei längeren Inkubationszeiten fiel die Insulinexpression auf den Ausgangswert zurück. Für ZnT8 ergab sich auch bei der Inkubation mit 21 mM Glukose keine signifikante Änderung in der Expression im Verlauf von 24-192 Std..

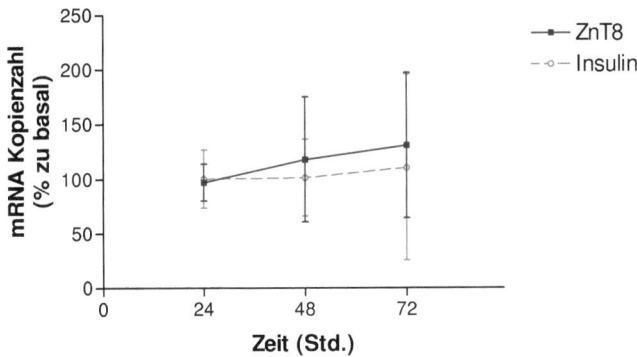

Abb. 15: Messung der Expression von ZnT8 und Insulin mittels LC-PCR nach Inkubation von INS-1-Zellen mit 5 mM Glukose im Verlauf von 24-72 Stunden.
Es fand sich keine signifikante Änderung der Genexpression.

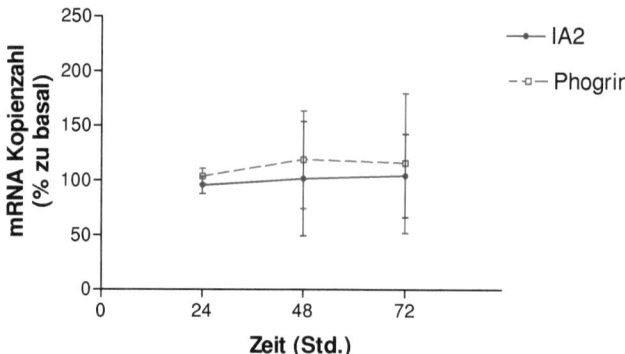

Abb. 16: Messung der Expression von IA-2 und Phogrin mittels LC-PCR nach Inkubation von INS-1-Zellen mit 5 mM Glukose im Verlauf von 24-72 Stunden.
Die Phogrin- und IA-2-Expression zeigte im Zeitverlauf keine signifikante Änderung.

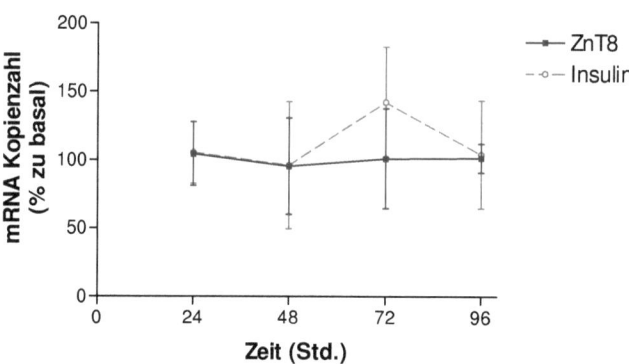

Abb. 17: Messung der Expression von ZnT8 und Insulin mittels LC-PCR nach Inkubation von INS-1-Zellen mit 10 mM Glukose im Verlauf von 24-96 Stunden.
Die ZnT8- und die Insulin-Expression zeigte sich unbeeinflusst.

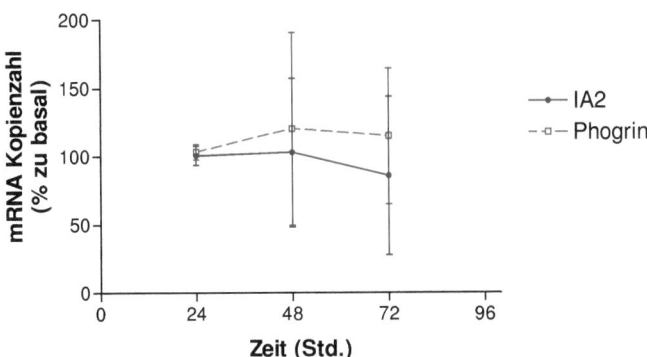

Abb. 18: Messung der Expression von IA-2 und Phogrin mittels LC-PCR nach Inkubation von INS-1-Zellen mit 10 mM Glukose im Verlauf von 24-72 Stunden. Die IA-2- und Phogrin-Expression zeigte im Zeitverlauf keine signifikante Änderung. Von diesen Genprodukten liegen keine 96- Std.-Werte vor.

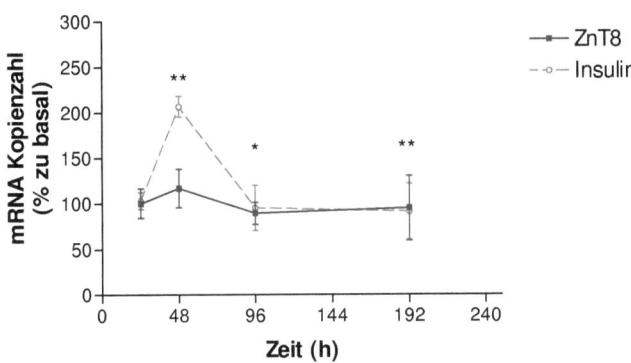

Abb. 19: Messung der Expression von ZnT8 und Insulin mittels LC-PCR nach Inkubation von INS-1-Zellen mit 21 mM Glukose im Verlauf von 24-192 Stunden.
Steigerung der Insulin-Expression mit einem Maximum nach 48 Std.. Nach 96 Std. fiel die Insulin-Expression auf das Ausgangsniveau zurück. Signifikante Änderungen ergaben sich bei Insulin für 24 vs. 48 Std. (**$p<0{,}01$), 48 vs. 96 Std. (*$p<0{,}05$) und 48 vs. 192 Std. (** $p<0{,}01$).
Die ZnT8-Expression ist im Verlauf gleichbleibend.

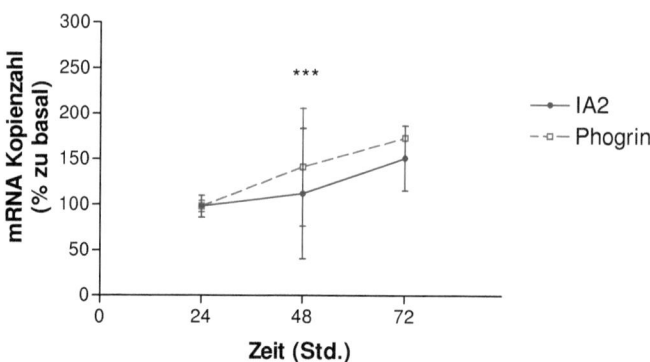

Abb. 20: Messung der Expression von IA-2 und Phogrin mittels LC-PCR nach Inkubation von INS-1-Zellen mit 21 mM Glukose über 24-72 Stunden.
Die IA-2- und Phogrin-Expression wird insgesamt leicht gesteigert, wobei sich für Phogrin bei 24 vs. 48 Std. eine signifikante Expressionssteigerung zeigte (*** p<0,001).

4.3.2. Einfluss von Glucagon

Glucagon, der natürliche Gegenspieler des Insulins, wird in den Alphazellen des Pankreas synthetisiert. Die INS-1-Zellen wurden für 24 Std. mit Glucagon-Konzentrationen von 0,1 nM, 1 nM, 10 nM und 50 nM inkubiert. Glucagon hatte keinen Einfluss auf die ZnT8 und IA-2 Expression (Abb. 21 und Abb. 22). Die Genexpression von Phogrin wurde durch 1 nM Glucagon bis auf 162 ± 29% gesteigert. Dies war jedoch im Vergleich zu basalen Inkubation nicht signifikant. Bei hoher Glucagon-Konzentration (50 nM) wurde die Insulin-Expression geringgradig inhibiert (Abb. 21).

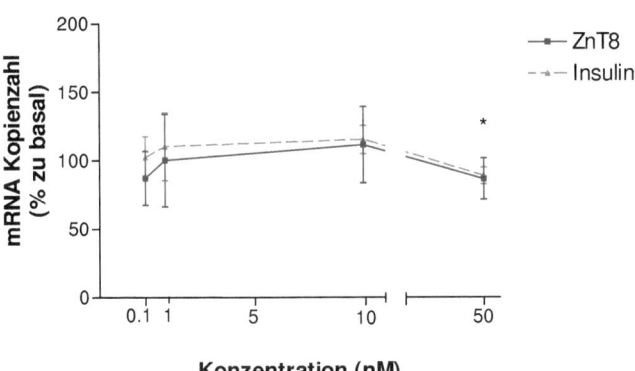

Abb. 21: Messung der Expression von ZnT8 und Insulin mittels LC-PCR nach Inkubation von INS-1-Zellen mit unterschiedlichen Glucagon-Konzentrationen.
Die Expression von Insulin fällt bei 50 nM vs. 10 nM signifikant ab (*p<0,05). Für ZnT8 ergaben sich keine signifikanten Unterschiede.

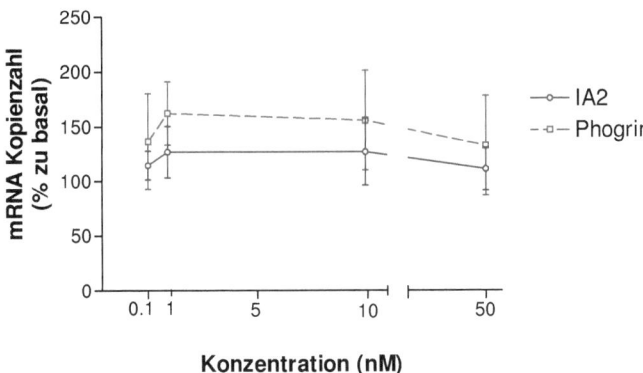

Abb. 22: Messung der Expression von IA-2 und Phogrin mittels LC-PCR nach Inkubation von INS-1-Zellen mit unterschiedlichen Glucagon-Konzentrationen. Die Genexpression von Phogrin wurde durch Glucagon gering gesteigert. Die IA-2-Expression war unverändert.

4.3.3. Effekte von Insulin

Um zu prüfen, ob Insulin über einen autokrinen Feedbackmechanismus die ZnT8-Expression beeinflusst, wurden die INS-1-Zellen mit 0,1 µM, 1 µM, 10 µM und 50 µM Insulin für 24 Std. im Basalmedium inkubiert. Eine signifikante Änderung der Expression der untersuchten Gene konnte bei keiner der verwendeten Insulinkonzentrationen gezeigt werden.

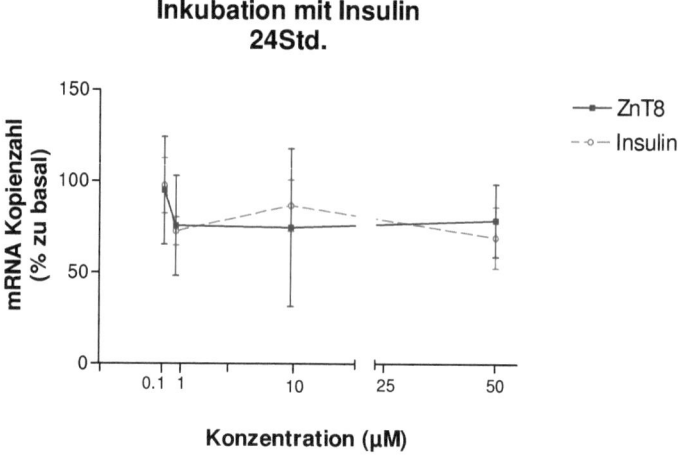

Abb. 23: Messung der Expression von ZnT8 und Insulin mittels LC-PCR nach Inkubation von INS-1-Zellen mit verschiedenen Insulin-Konzentrationen.
Die Genexpression von ZnT8 und Insulin wurde durch Gabe von Insulin nur geringgradig vermindert (nicht signifikant).

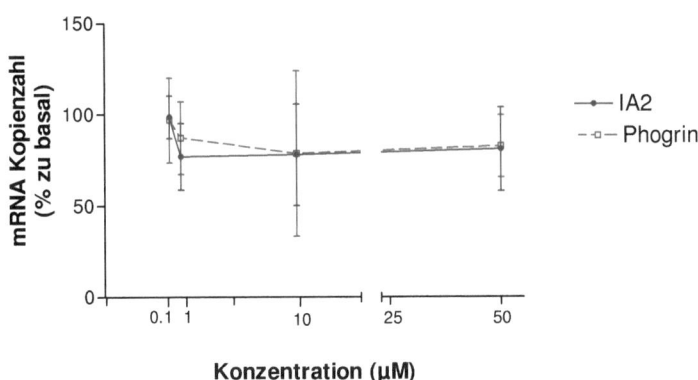

Abb. 24: Messung der Expression von IA-2 und Phogrin mittels LC-PCR nach Inkubation von INS-1-Zellen mit verschiedenen Insulin-Konzentrationen.
Die IA-2- und Phogrin-Expression sank ab einer Insulinkonzentration von 1 µM leicht ab und blieb anschließend auf diesem Niveau (Unterschiede nicht signifikant).

4.3.4. Einfluss von Ghrelin auf die INS-1 Genexpression

Ghrelin wird von den ε-Zellen der Langerhans-Inseln sowie den Belegzellen des Magens sezerniert. Die Inkubation der INS-1-Zellen sollte Rückschlüsse auf einen evtl. vorhandenen parakrinen Effekt auf die Betazellen ermöglichen. Zunächst wurden die Ratteninsulinomazellen mit verschiedenen Ghrelin-Konzentrationen für 24 Std. inkubiert (Abb. 25 und Abb. 26). Niedrige Ghrelin-Konzentrationen (0,01 nM) reduzierten die Genexpression von ZnT8 (61 ± 13%), Insulin (69 ± 22%) und IA-2 (74 ± 10%) in INS-1-Zellen. Signifikante Änderungen in der Genexpression ergaben sich für die Insulin-RNA-Spiegel bei einer Konzentration von 0,01 nM im Vergleich zu 1 nM ($p<0,05$) sowie 0,01 nM im Vergleich zu 10 nM Ghrelin ($p<0,05$). Außerdem zeigte sich bei der IA-2-Expression bei 0,01 nM vs. 10 nM Ghrelin signifikante Unterschiede ($p<0,05$).

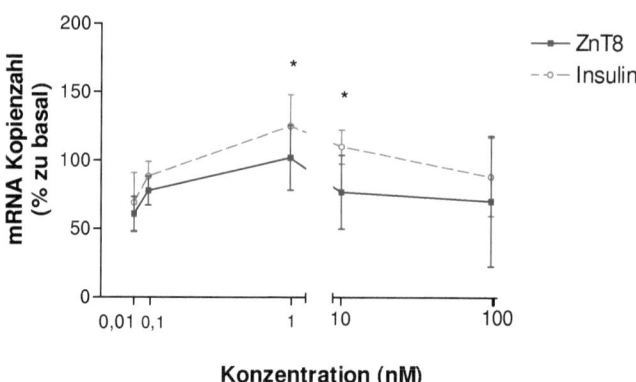

Abb. 25: Messung der Expression von ZnT8 und Insulin mittels LC-PCR nach Inkubation von INS-1-Zellen mit verschiedenen Ghrelin-Konzentrationen.
Es zeigte sich eine signifikante Hemmung der Genexpression von Insulin bei 0,01 nM vs. 1 nM sowie bei 0,01 nM vs. 10 nM Ghrelin (*p<0,05).

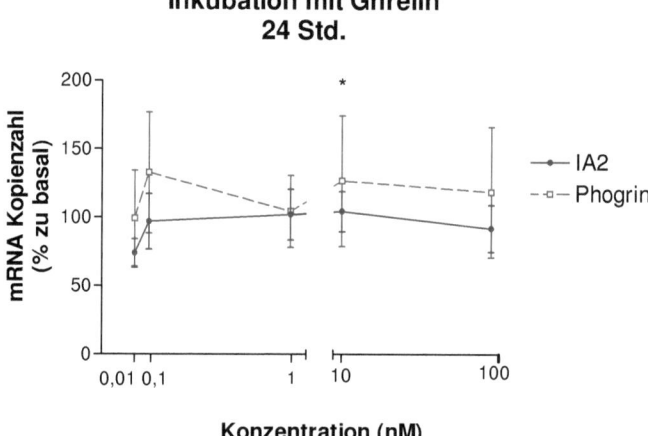

Abb. 26: Messung der Expression von IA-2 und Phogrin mittels LC-PCR nach Inkubation von INS-1-Zellen mit verschiedenen Ghrelin-Konzentrationen. Eine signifikante Reduktion der IA-2 mRNA- Spiegel wurde bei 0,01 nM vs. 10 nM Ghrelin beobachtet. Für Phogrin ergaben sich keine sig- nifikanten Unterschiede.

Da die größte Änderung der Genexpression bei 1 nM Ghrelin zu beobachten war, wurden die Folgeversuche bei dieser Konzentration durchgeführt. Zusätzlich wurde der Einfluss der Glukose-Konzentration untersucht und die Versuche sowohl im Basalmedium als auch bei 21 mM Glukose durchgeführt. Stimuliert wurden die INS-1-Zellen für 6-48 Std..

Bei der Stimulation mit Ghrelin in Niedrigglukose-Medium ergaben sich signifikante Unterschiede nur für Phogrin bei einer Inkubationszeit von 12 Std. versus 48 Std. (p<0,01) (Abb. 28).
Bei den Versuchen mit 1 nM Ghrelin im Hoch-Glukose-Medium kam es zu keiner signifikanten Änderung der Expression der untersuchten Gene (Abb. 29 und Abb. 30).

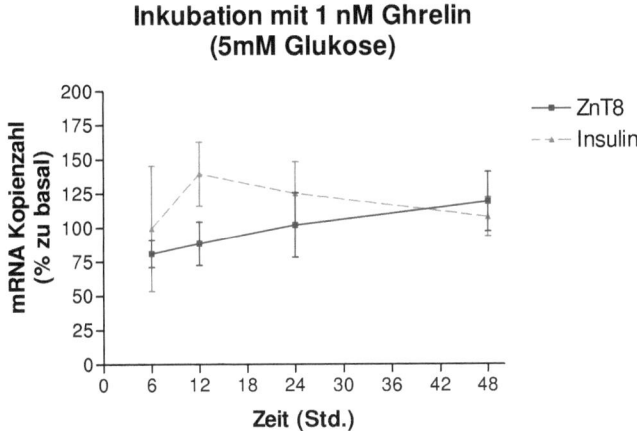

Abb. 27: Messung der Expression von ZnT8 und Insulin mittels LC-PCR nach Stimulation der INS-1-Zellen mit 1 nM Ghrelin in 5 mM-Glukose-Medium über 48 Stunden.
Für ZnT8 fand sich im Zeitverlauf keine signifikante Änderung. Insulin zeigte ein Maximum der Expression nach 12 Std. (nicht signifikant) mit einem Abfall im weiteren Verlauf.

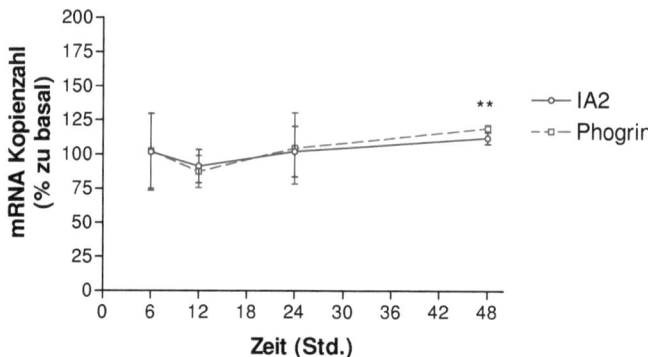

Abb. 28: Messung der Expression von IA-2 und Phogrin mittels LC-PCR nach Stimulation der INS-1-Zellen mit Ghrelin in 5 mM-Glukose-Medium über 48 Stunden.
Die Expressionskurven von IA2 und Phogrin zeigten einen parallelen Verlauf. Nach einer Inkubationszeit von 12 Std. war Phogrin niedriger exprimiert im Vergleich zu 48 Std. (**p<0,01). Die Werte für IA-2 waren nicht signifikant unterschiedlich.

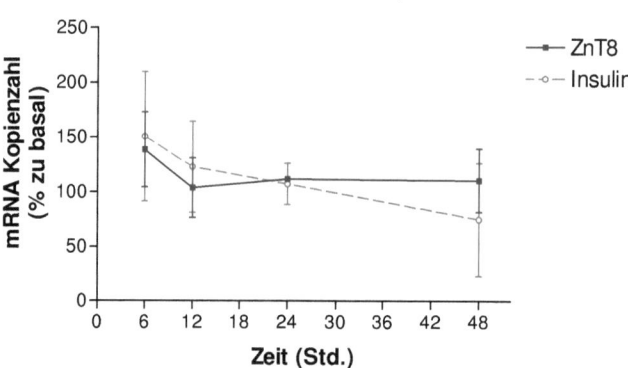

Abb. 29: Messung der Expression von ZnT8 und Insulin mittels LC-PCR nach Stimulation der INS-1-Zellen mit 21 mM Glukose und 1 nM Ghrelin über 48 Stunden.
Nach einer initialen Steigerung der Genexpression nach 6 Std. fiel die ZnT8 Expression nach 12 Std. auf ein im weiteren Zeitverlauf gleichbleibendes Niveau ab. Die Insulingenexpression wurde über den Zeitverlauf von 48 Std. leicht gehemmt (nicht signifikant).

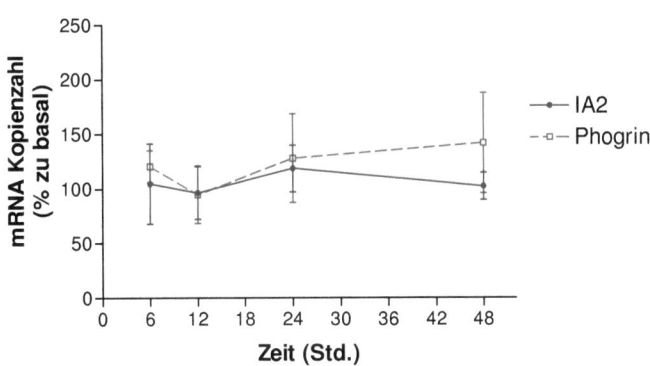

Abb. 30: Messung der Expression von IA-2 und Phogrin mittels LC-PCR nach Stimulation der INS-1-Zellen mit 21mM Glukose und 1 nM Ghrelin über 48 Stunden.
IA2 und Phogrin wurden im Zeitverlauf nicht signifikant in der Expression beeinflusst.

4.3.5. Effekte von Tolbutamid auf die Genexpression der INS-1-Zellen

Tolbutamid ist ein Antidiabetikum aus der Gruppe der Sulfonylharnstoffe, das die ATP-abhängigen K^+-Kanäle hemmt und letztlich über eine Depolarisation der Zellmembran und Exozytose der Insulinvesikel zur Steigerung der Insulinsekretion führt. Um den Einfluss dieser insulinotropen Substanz auf die Genexpression von ZnT8, Insulin, IA-2 und Phogrin zu prüfen, wurden die INS-1-Zellen im Basalmedium für 6 Std., 12 Std., 24 Std. bzw. 48 Std. mit 100 μM Tolbutamid inkubiert.

Die Inkubation mit 100 μM Tolbutamid führte nach 6 Std. zu einer nicht signifikanten Steigerung der ZnT8- (128 ± 32%), Insulin- (172 ± 64%), IA-2- (146 ± 37%) und Phogrin-Expression (114 ± 23%). Es folgte ein signifikanter Abfall der ZnT8-Expression (6 Std. versus 12 Std. und 24 Std. $p<0,05$) und der Insulin-Expression (6 Std. versus 12 Std. $p<0,05$ und 24 Std. $p<0,001$). Im weiteren Verlauf erfolgte wieder ein leichter Anstieg der ZnT8- und Insulin-Expression (Abb. 31). Im Vergleich zu den unstimulierten Zellen war nach 24 Std. Tolbutamidgabe sowohl die ZnT8- (58 ± 13%, $p<0,04$) als auch die Insulin-Expression (53 ± 9%, $p<0,001$) signifikant supprimiert.

Die Expressionsprofile von IA-2 und Phogrin zeigten einen ähnlichen Verlauf. Nach einer initialen nicht signifikanten Expressionserhöhung konnte nach 12 Std. und 24 Std. ein Abfall der Expression beobachtet werden (IA-2: 6 Std. versus 12 Std. p<0,05; Phogrin 6 Std. versus 12 Std. p<0,01 und 6 Std. versus 24 Std. p<0,001). Im Vergleich zu den unstimulierten Zellen waren die IA-2- und die Phogrin-Expression nach Inkubation mit Tolbutamid nicht signifikant erniedrigt.

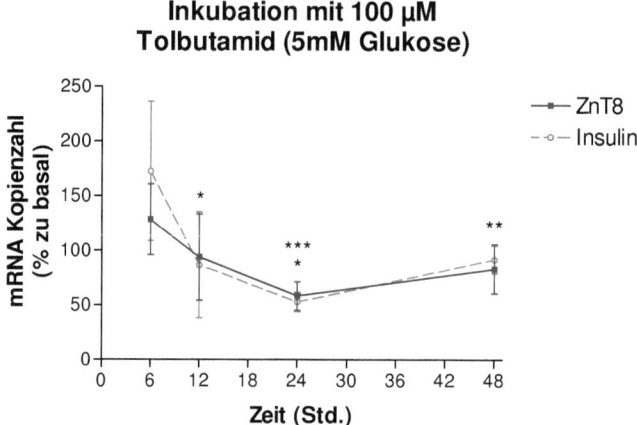

Abb. 31: Messung der Expression von ZnT8 und Insulin mittels LC-PCR nach Inkubation der INS-1-Zellen mit 100 µM Tolbutamid. Die Expression von ZnT8 und Insulin fiel nach einer initialen Steigerung signifikant ab (ZnT8: 12 Std. und 24 Std. vs. 6 Std. *p<0,05; Insulin: 12 Std. vs. 6 Std. *p<0,05; 24 Std. vs. 6 Std. ***p<0,001). Signifikante Suppression der ZnT8-Expression nach 24 Std. Tolbutamid im Vergleich zu den unstimulierte Zellen (*p<0,05) und für 6 Std. im Vergleich zu 24 Std. (*p<0,05): Suppression der Insulin-Expression nach 24 Std. Tolbutamid im Vergleich zu den unstimulierte Zellen (***p<0,001) und für 6 Std. im Vergleich zu 12 Std. (*p<0,05) sowie für 24 Std. im Vergleich zu 48 Std. (**p<0,01).

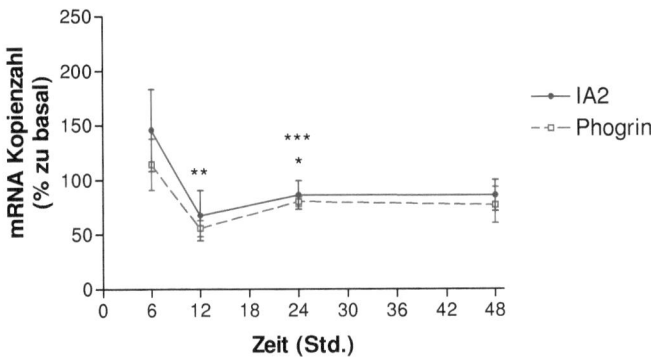

Abb. 32: Messung der Expression von IA-2 und Phogrin mittels LC-PCR nach Stimulation der INS-1-Zellen mit 100 µM Tolbutamid.
Nicht-signifikanten Erhöhung der Expression von IA-2 und Phogrin nach 6 Std.. Nach 12 Std. Suppression der IA-2-Expression (*p<0,05 vs. 6 Std.) und der Phogrin-Expression (**p<0,01 vs. 6 Std. und ***p<0,001 6 Std. vs. 24 Std.). Die Phogrin-Expression war für bei 24 Std. vs.   12 Std. signifikant gesteigert (***p<0,001).

4.3.6. Der cAMP-Stimulator Forskolin hat Einfluss auf die Insulin- und IA2-Expression

Forskolin aktiviert die Adenylat-Zyklase und steigert dadurch die cAMP-Konzentration. Die Inkubation der INS-Zellen mit Forskolin sollte Hinweise auf die Rolle der durch den Second-Messenger cAMP vermittelten Signaltransduktion bei der Regulation der Genexpression von ZnT8 und Insulin im Vergleich zu IA2 und Phogrin geben. Aus vorangehenden Arbeiten war bekannt, dass eine Konzentration von 10 µM Forskolin in INS-1-Zellen die Insulin und IA-2 Expression steigert. Die INS-1-Zellen wurden deshalb mit 10 µM Forskolin 6 Std., 12 Std., 24 Std. und 48 Std. inkubiert.

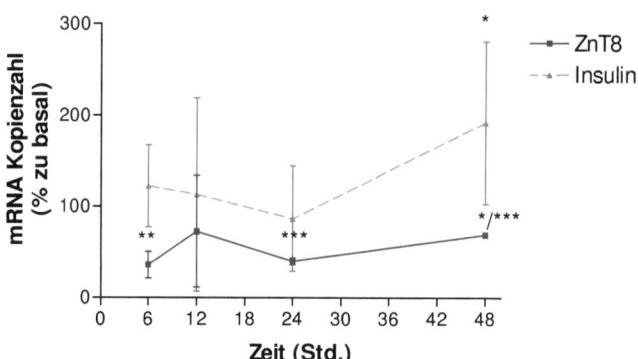

Abb. 33: Messung der Expression von ZnT8 und Insulin mittels LC-PCR nach Stimulation der INS-1-Zellen mit 10 µM Forskolin für 6-48 Stunden.
Die Expression von ZnT8 wurde durch Forskolin signifikant inhibiert nach 6 Std. (**$p<0,01$), 24 Std. und 48 Std. (***$p<0.001$); (6 Std. vs. 48 Std. *$p<0,05$). Die Insulin-Expression stieg signifikant an (*$p<0,05$) bei 48 Std. vs. unstimulierte Zellen, 6 Std. und 24 Std. Inkubation.

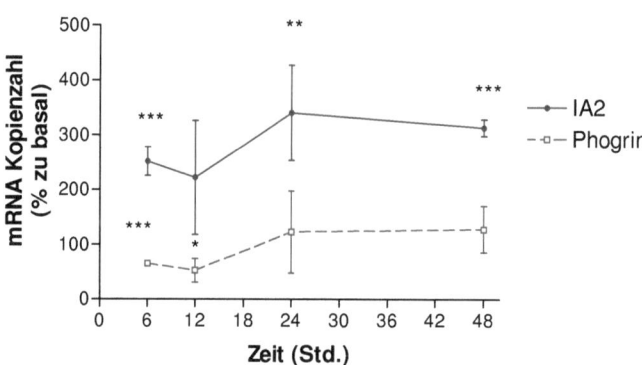

Abb. 34: Messung der Expression von IA-2 und Phogrin mittels LC-PCR nach Stimulation der INS-1-Zellen mit 10 µM Forskolin über 6-48 Stunden.
Forskolin führte zu einer signifikanter Steigerung der IA2-Expression bei 6 Std., 24 Std. und 48 Std. (**$p<0,01$, ***$p<0,001$). Die Phogrin-Expression wurde nach 6 Std. (***$p<0,001$) und 12 Std. (*$p<0,05$) signifikant gehemmt im Vergleich zu unstimulierten Zellen.

Die Stimulation mit Forskolin führte zu einer hoch signifikanten Steigerung der IA-2-Expression über 6-48 Std. um maximal 341 ± 87% (Abb. 33). Die Insulin-Expression wurde nach 48 Std. signifikant hochreguliert im Vergleich zu den basalen Bedingungen (192 ± 89%, $p<0{,}05$). Die ZnT8-Expression wurde nach 6 Std. (36 ± 15%), 24 Std. (40 ± 4%) und 48 Std. (69 ± 2%) signifikant inhibiert (Abb. 31). Ebenfalls signifikant inhibiert wurde die Expression von Phogrin (6-12 Std.) auf minimal 53 ± 23% ($p<0{,}05$) (Abb. 34).

4.3.7. Effekte verschiedener Zink-Sulfat-Konzentrationen

Um Aussagen darüber treffen zu können, inwiefern das extrazelluläre Zink-Angebot eine Rolle die Genexpression der Autoantigene beeinflusst, wurden die INS-1-Zellen mit Zink-Sulfat-Konzentrationen von 1 µM, 10 µM, 50 µM und 100 µM im Basalmedium über 6 Std., 12 Std., 24 Std. und 48 Std. inkubiert.

Die Abbildungen 35-38 zeigen, dass Zink-Sulfat zu geringen Änderungen der Genexpression von ZnT8, Insulin, IA-2 und Phogrin im Vergleich zu den unstimulierten Zellen führt. Unterschiede fanden sich bei einer Zink-Sulfat-Konzentration von 1 µM für ZnT8 bei 24 Std. im Vergleich zu 6 Std. ($p<0{,}01$) und 12 Std. ($p<0{,}05$), sowie für Insulin bei 24 Std. im Vergleich 12 Std. ($p<0{,}05$) und 48 Std. im Vergleich zu 12 Std. ($p<0{,}05$). Außerdem bestand Signifikanz bezüglich der Veränderung der Insulin-Expression bei einer Zink-Sulfat-Konzentration von 50 µM bei 12 Std. verglichen mit dem 48 Std.-Wert ($p<0{,}05$).

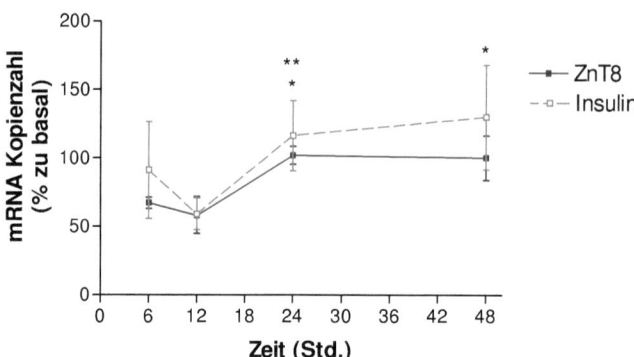

Abb. 35: Messung der Expression von ZnT8 und Insulin mittels LC-PCR nach Inkubation der INS-1-Zellen mit 1 µM Zink-Sulfat im Basalmedium über 48 Stunden.
Nach einer initialen Verminderung der Genexpression fand sich eine signifikante Steigerung der Genexpression von ZnT8 im Zeitverlauf bei 24 Std. vs. 6 Std. (**$p<0,01$) und vs. 12 Std. (*$p<0,05$) sowie für Insulin bei 24 Std. vs. 12 Std. und 48 Std. (*$p<0,05$).

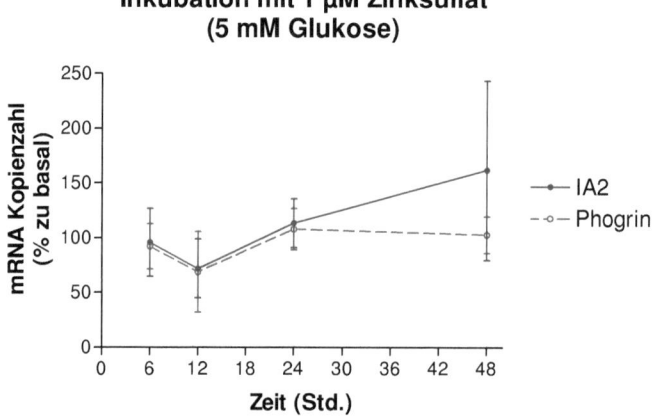

Abb. 36: Messung der Expression von IA-2 und Phogrin mittels LC-PCR nach Inkubation der INS-1-Zellen mit 1 µM Zink-Sulfat im Basalmedium über 48 Stunden.
Die Expression beider Gene wurde durch 1 µM Zinksulfat nicht signifikant beeinflusst.

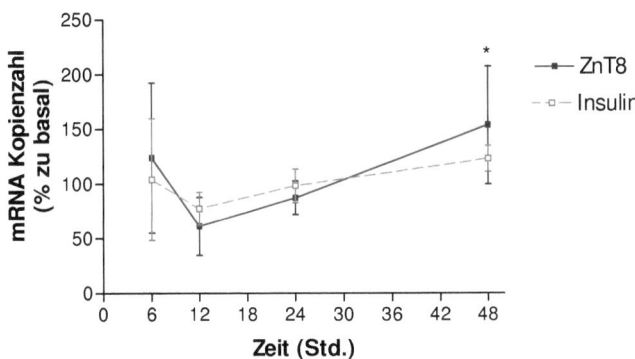

Abb. 37: Messung der Expression von ZnT8 und Insulin mittels LC-PCR nach Inkubation der INS-1-Zellen mit 50 µM Zinksulfat über 48 Std. im Basalmedium. ZnT8 und Insulin wurden nach 12 Std. in der Expression nicht signifikant gehemmt, nach 24 Std. kam es bei beiden Genen zu Steigerung der Expression die nach 48 Std. das Ausgangsniveau erreichte. Eine signifikante Steigerung der Insulin-Expression wurde für 48 Std. vs. 12 Std. beobachtet (*p<0,05).

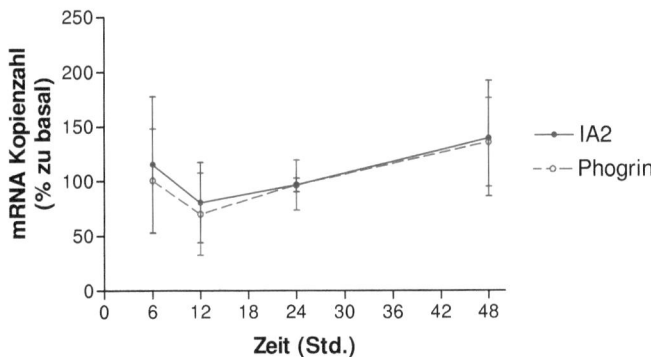

Abb. 38: Messung der Expression von IA-2 und Phogrin mittels LC-PCR nach Inkubation der INS-1-Zellen mit 50 µM Zinksulfat über 48 Std. im Basalmedium.
IA-2 und Phogrin zeigten keine signifikanten Änderungen in der Genexpression.

4.3.8. Wirkung von Hemorphin-6 auf INS-1-Zellen

Hemorphine sind endogene Abbauprodukte des Hämoglobins (aus der Betaglobin-Kette) und zeigen je nach Unterart verschieden hohe zytotoxische und antiproliferative Effekte sowie Affinität für Opioid-Rezeptoren. Um die Wirkung von Hemorphin-6 auf die INS-1-Zellen beurteilen zu können, wurden diese mit verschiedenen Konzentrationen (10 nM, 50 nM und 100 nM) für jeweils 6 Std., 12 Std. bzw. 24 Std. inkubiert. Da sich nur bei der Inkubation mit 100 nM Hemorphin signifikante Änderungen der Genexpression ergaben, sind in den Abb. 39 und Abb. 40 die jeweiligen Graphen zu dieser Versuchsanordnung gezeigt.

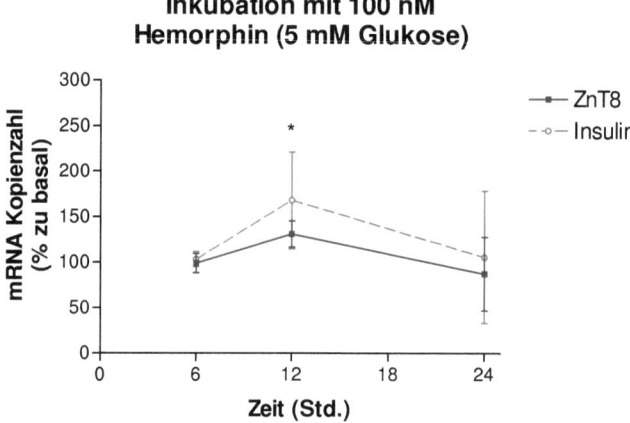

Abb. 39: Messung der Expression von ZnT8 und Insulin mittels LC-PCR nach Inkubation der INS-1-Zellen mit 100 nM Hemorphin-6 über 24 Stunden.
Die ZnT8-Expression war bei 12 Std. vs. 6 Std. erhöht (*p<0,05) und bei 24 Std. wieder rückläufig. Insulin wurde ebenfalls nach 12 Std. maximal exprimiert, allerdings ergaben sich keine signifikanten Änderungen.

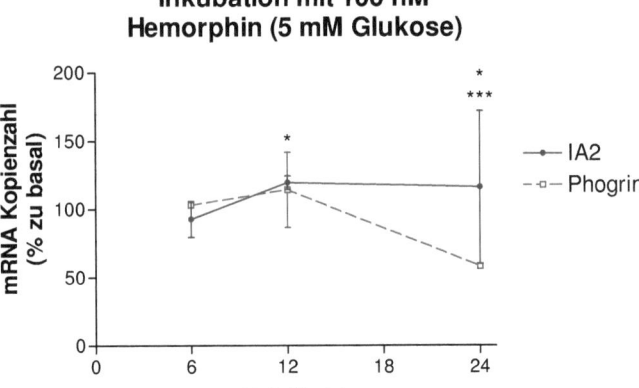

Abb. 40: Messung der Expression von IA-2 und Phogrin mittels LC-PCR nach Inkubation der INS-1-Zellen mit 100 nM Hemorphin-6 über 24 Stunden. Phogrin wurde signifikant gehemmt bei 24 Std. vs. 6 Std. (***$p<0,001$) und vs. 12 Std. (*$p<0,05$). IA-2 wurde bei 12 Std. vs. 6 Std. vermehrt exprimiert (*$p<0,05$) und blieb im weiteren Verlauf unverändert.

Hemorphin-6 hatte keinen deutlichen Effekt auf die Genexpression von ZnT8, Insulin, IA-2 und Phogrin (Abb. 39 und Abb. 40). Signifikante Unterschiede in der Genexpression fand sich im Zeitverlauf für ZnT8 (6 Std. im Vergleich zu 12 Std. $p< 0,05$), bei IA-2 (6 Std. im Vergleich zu 12 Std. $p<0,05$), sowie bei Phogrin (6 Std. im Vergleich zu 24 Std. $p<0,001$; 12 Std. versus 24 Std. $p<0,05$).

4.3.9. Inkretinhormone modulieren die ZnT8-Expression

Um die Wirkung von Inkretinhormonen auf die Genexpression in INS-1-Zellen zu untersuchen, wurden INS-1-Zellen mit Glucagon-Like Peptide 1 (GLP-1), Glucose-Dependent-Insulinotropic-Polypeptide (GIP) und den GLP-1 Analogon Exenatide (Exendin-4) stimuliert. Zunächst wurde eine Konzentrationsreihe von 0,1-100 nM GLP-1 bzw. 0,1-1000 nM GIP ausgetestet. Hierbei fand sich eine nicht signifikante Suppression der ZnT8-Expression bei einer Konzentration von 10-100 nM GLP-1 (maximale Suppression 63 ± 15%) (Abb. 41). Im Gegensatz hierzu wurde die Insulin-Expression bis auf 232 ± 36%

(100 nM GLP-1, p<0,01) und die IA-2 Expression bis auf 230 ± 40% (100 nM GLP-1, p<0,05) gesteigert.

Die Untersuchung der Zeitabhängigkeit zeigte, dass die Effekte von GLP-1 sehr schnell auftreten. Am stärksten wurde die ZnT8-Genexpression nach Inkubation mit 10 nM GLP-1 bereits nach 6 Std. gehemmt (265 ± 86%, p<0,01 versus Basalbedingungen). Der maximale Peak der Hochregulation für IA-2 wurde nach 12 Std. (265 ± 86%, p<0,001) und für Insulin nach 24 Std. (265 ± 86%, p<0,01) erreicht (Abb. 42 und 43). Die Phogrin-Expression wurde durch GLP-1 nicht reguliert.

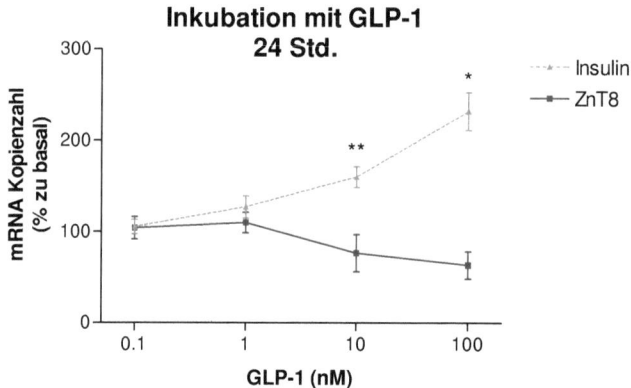

Abb. 41: Messung der Expression von ZnT8 und Insulin mittels LC-PCR nach Inkubation der INS-1-Zellen mit GLP-1 für 24 Stunden.
GLP-1 führte konzentrationsabhängig zu einer Steigerung der Insulinsekretion und Hemmung der ZnT8-Expression. Die Änderung der ZnT8-Expression war nicht signifikant (p<0,06). Die Insulin-Expression wurde bei 10 nM (**p<0,01) und 100 nM (*p<0,05)
GLP-1 signifikant im Vergleich zu den Basalbedingungen hochreguliert.

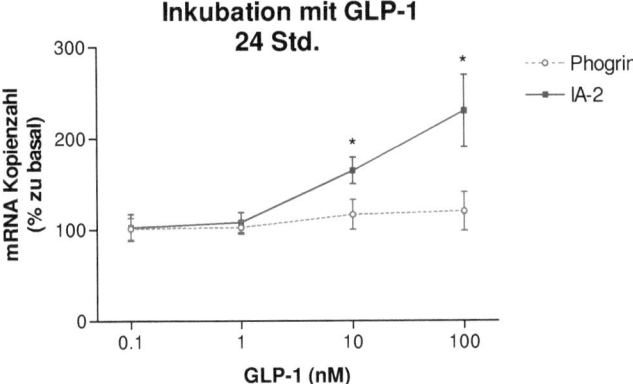

Abb. 42: Messung der Expression von IA-2 und Phogrin mittels LC-PCR nach Inkubation der INS-1-Zellen mit GLP-1 für 24 Stunden.
GLP-1 führte zu einer konzentrationsabhängigen Steigerung der IA-2-Expression (*p<0,05). Die Phogrin-Expression wurde nicht beeinflusst.

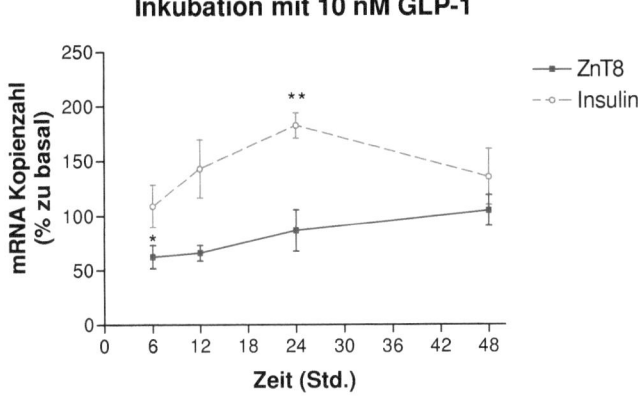

Abb. 43: Untersuchung der Zeitabhängigkeit der Modulation der ZnT8 und Insulin-Genexpression durch 10 nM GLP-1 mittels LC-PCR.
GLP-1 führte nach 6 Std. zu einer signifikanten Herunterregulierung von ZnT8 im Vergleich zu den basalen Bedingungen (*p<0,05). Anschließend folgte eine Steigerung der ZnT8-Expression auf die basalen Werte. Die Insulin-Expression wurde durch GLP-1 hochreguliert mit maximalen Werten nach 24 Std. (**p<0,01).

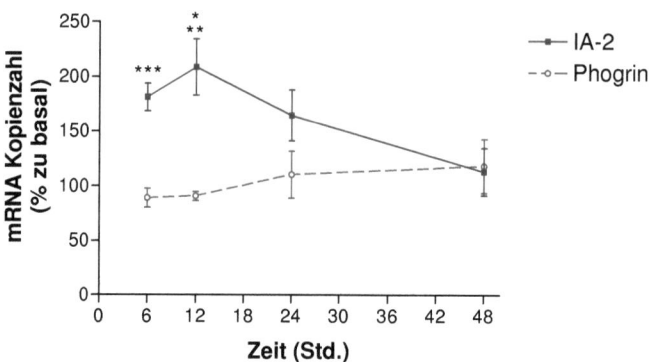

Abb. 44: Untersuchung der Zeitabhängigkeit der Modulation der IA-2 und Phogrin-Expression durch 10 nM GLP-1 mittels LC-PCR. GLP-1 führte zu einer schnellen Steigerung der IA2-Expression nach 6 Std. und 12 Std. mit nachfolgendem Abfall der Expressionsraten. ZnT8: 6 Std. (***p<0,001) und 12 Std. (**p<0,01) vs. Basalbedingungen. IA-2: 6 Std. vs. 48 Std. *p<0,05. Die Änderungen der Phogrin-Expression waren nicht signifikant.

Im Gegensatz zu GLP-1 führte die Stimulation der INS-1-Zellen mit GIP zu keiner signifikanten Änderung der ZnT8-Expression (Abb. 45 und 47). Die Insulin- und IA-2-Expressionsraten wurden durch GIP bei einer Konzentration von 100 nM und 1000 nM signifikant bis auf maximal 312 ± 72% (p<0,05) bzw. 382 ± 69% (p<0,05 versus Basalbedingungen) gesteigert. Die Phogrin-Expression wurde durch GIP nicht beeinflusst.

Im Zeitverlauf bei Stimulation der INS-1-Zellen mit 100 nM GIP fand sich eine maximale Steigerung der IA-2-Expression bei 12 Std. (386 ± 46%, p<0,01) (Abb. 48). Eine Erhöhung der Insulin-Genexpression zeigte sich bereits nach 6 Std. Die gesteigerte Expression war im gesamten Verlauf über 48 Std. nachweisbar (Peak bei 24 Std., 184 ± 24%, p<0,05) (Abb. 46).

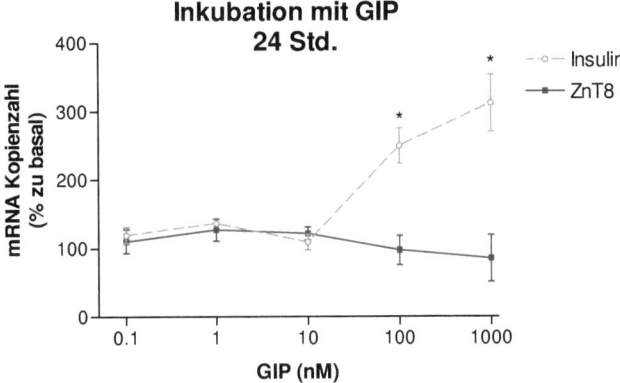

Abb. 45: Messung der Expression von ZnT8 und Insulin mittels LC-PCR nach Inkubation der INS-1-Zellen mit GIP für 24 Stunden.
GIP führte konzentrationsabhängig zu einer Steigerung der Insulinsekretion. 100 nM und 1000 nM GIP signifikant vs. unstimulierte Zellen (*p<0,05). Die ZnT8 Expression wird nicht verändert.
Insulin: 1000 nM vs. 0,1 nM und 10 nM *p<0,05.

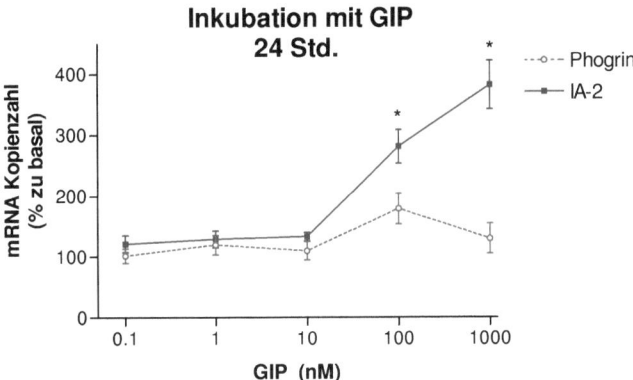

Abb. 46: Messung der Expression von IA-2 und Phogrin mittels LC-PCR nach Stimulation der INS-1-Zellen mit GIP für 24 Stunden.
GIP führte konzentrationsabhängig zu einer Steigerung der IA-2-Expression bei 100 nM und 1000 nM GIP im Vergleich zu den Basalbedingungen (*p<0,05). Die Phogrin-Expression wurde nicht verändert. IA-2: 1000 nM und 100 nM vs. 0,1 nM, 1 nM und 10 nM *p<0,05.

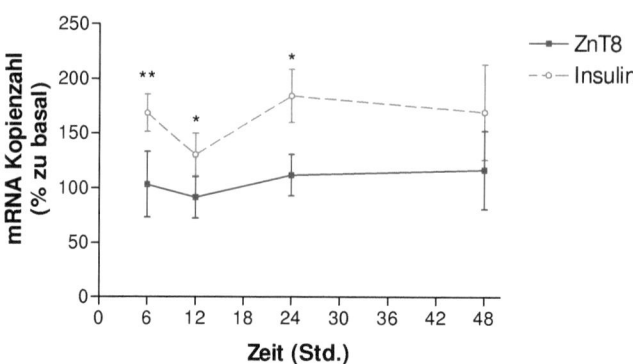

Abb. 47: Untersuchung der Zeitabhängigkeit der Modulation der ZnT8 und Insulin-Expression bei Stimulation mit 100 nM GIP mittels LC-PCR. GIP führte zu einer signifikanten Hochregulation der Insulin-Expression zum Zeitpunkt 6 Std. (**$p<0,01$), 12 Std. und 24 Std. (*$p<0,05$) im Vergleich zu den basalen Bedingungen. Die ZnT8-Expression wurde nicht verändert.

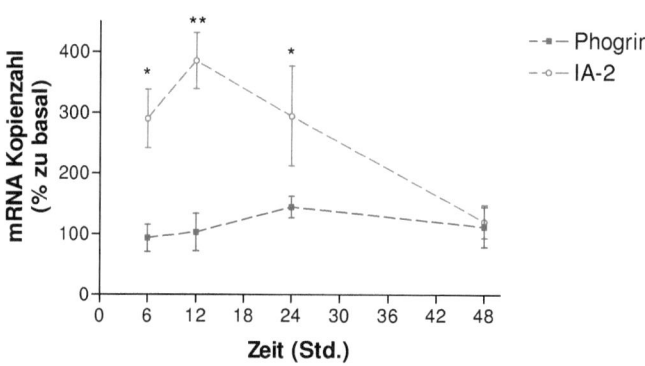

Abb. 48: Untersuchung der Zeitabhängigkeit der Modulation der IA-2 und Phogrin-Expression durch 100 nM GIP mittels LC-PCR.
GIP führte zu einer signifikanten Steigerung de IA-2-Expression zum Zeitpunkt 6 Std. (*$p<0,05$), 12 Std. (**$p<0,01$) und 24 Std. (*$p<0,05$) im Vergleich zu den Basalbedingungen. IA-2: 6 Std. und 12 Std. vs. 48 Std. $p<0,05$. Die Phogrin-Expression wurde nicht verändert.

Zur Bestätigung der GLP-1 Resultate wurden die INS-1-Zellen zusätzlich mit Exendin-4 stimuliert, da dieses GLP-1-Analogon weniger schnell in der Zellkultur degradiert wird und somit ein längere Halbwertszeit besitzt.

Die Abbildung 48 zeigt, dass die ZnT8-Genexpression durch Exendin-4 nach 6 Std. signifikant inhibiert wird (39 ± 6%, p<0,01). In einer zweiten Phase folgte eine kontinuierliche Steigerung der ZnT8-Genexpression. Im Vergleich zu den unstimulierten Zellen war die ZnT8 Expression nach 48 Std. erhöht (183 ± 54%, p<0,01). Die Insulin-Expression in den INS-1-Zellen wurde durch Exendin-4 nicht signifikant verändert (Abb. 49).

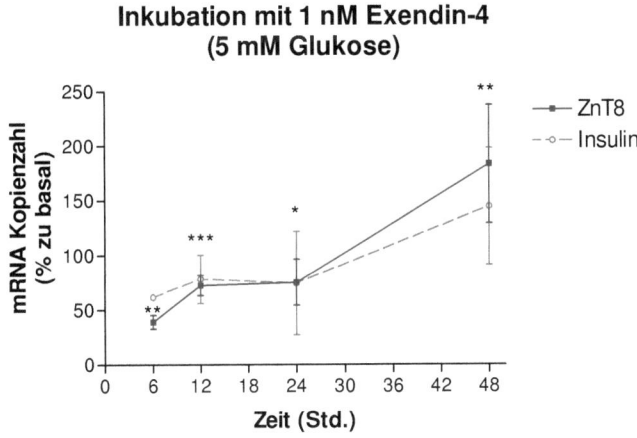

Abb. 49: Messung der Expression von ZnT8 und Insulin mittels LC-PCR nach Stimulation der INS-1-Zellen mit 1 nM Exendin-4 für 6-24 Stunden.
Exendin-4 führte nach 6 Std. zu einer Herunterregulierung von ZnT8 (**p<0,01) und Insulin im Vergleich zu den basalen Bedingungen. Anschließend war ein Anstieg der Genexpression zu verzeichnen. ZnT8: 12 Std. vs. 6 Std. (***p<0,001), 24 Std. vs. 6 Std. (*p<0,05), 48 Std. vs. 6 Std. (**p<0,01) sowie 12 Std. vs. 48 Std. (*p<0,05) und 24 Std. vs. 48 Std. (*p<0,05). Die Änderungen der Insulin-Genexpression waren nicht signifikant.

Die Expression von IA-2 wurde bereits nach 6 Std. signifikant auf Werte von 188 ± 17% gesteigert (p<0,05 versus Basalbedingungen). Nach 12 Std. lag die IA-2 RNA Spiegel deutlich niedriger. Anschließend folgte erneut eine Phase mit leichter Steigerung der IA-2-mRNA Spiegel (Abb. 50).

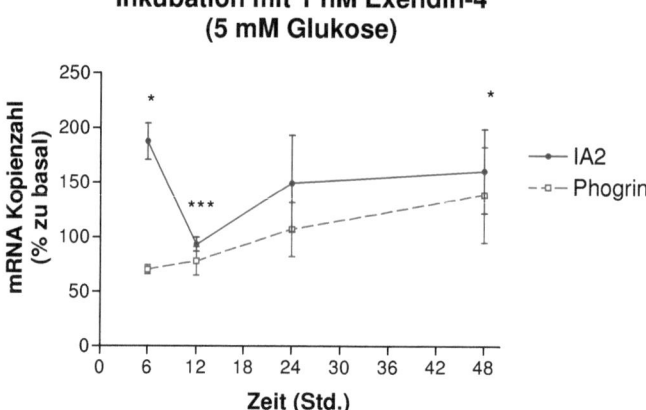

Abb. 50: Messung der Expression von IA-2 und Phogrin mittels LC-PCR nach Stimulation der INS-1-Zellen mit 1 nM Exendin-4 für 6-48 Stunden.
Die IA-2-Expression wurde nach 6 Std. zunächst signifikant gesteigert (*p<0,05), dann herunter reguliert (6 Std. vs. 12 Std. ***p<0,001) und anschließend wieder gesteigert exprimiert (*p<0,05 vs. unstimulierte Zellen). Die Phogrin-Expression war nicht signifikant verändert.

4.4. Einfluss verschiedener Pathway-Inhibitoren auf die Expression von ZnT8 und Insulin

Um die Regulation der Genexpression von ZnT8 weiter zu untersuchen, wurden spezifische Inhibitoren eingesetzt, die den Proteinkinase A (H89), Proteinkinase B (SB203580, Wortmannin), die Mitogen aktivierte Phosphokinasen (MAPK) p38 (SB203580) oder den Mitogen aktivierte Protein/extrazellulär Signal-regulierte Proteinkinase (MEK-) Signalweg (PD98059) hemmen.
Um ausschließen zu können, dass die Inhibitoren unter basalen Bedingungen selbst zu einer signifikanten Änderung der ZnT8- oder Insulin-Expression führen, erfolgte im ersten Schritt eine Inkubation der INS-1-Zellen mit den Inhibitoren.

Diese Versuche sind in den Abbildungen 51-55 dargestellt und belegen, dass die Pathway-Inhibitoren selbst zu keiner signifikanten Änderung der ZnT8- und Insulin-Genexpression in INS-1-Zellen führen.

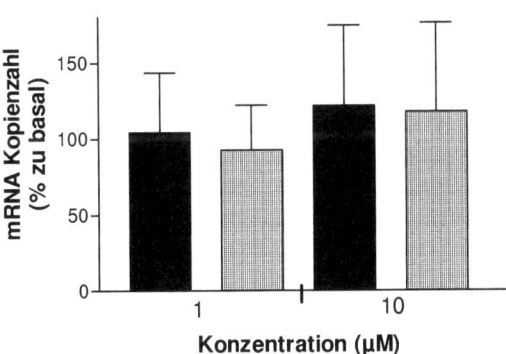

Abb. 51: Inkubation der INS-1-Zellen mit 1 µM und 10 µM H89 über 24 Stunden.
H89 hat keinen signifikanten Einfluss auf die ZnT8- (schwarze Balken) und Insulin-Expression (gepunktete Balken) (LC-PCR).

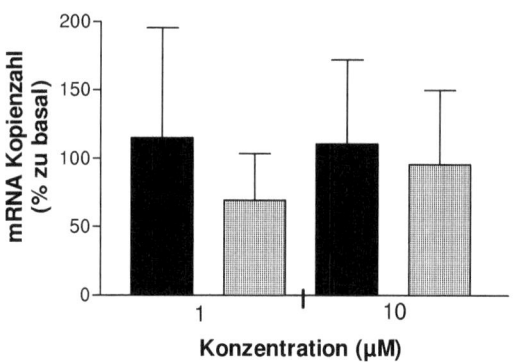

Abb. 52: Inkubation der INS-1-Zellen mit 1 und 10 µM SB203580 über 24 Stunden. SB203580 beeinflusst die Genexpression von ZnT8 (schwarze Balken) nicht. Die Insulin-Expression (gepunktete Balken) wird geringgradig, nicht signifikant reduziert (LC-PCR).

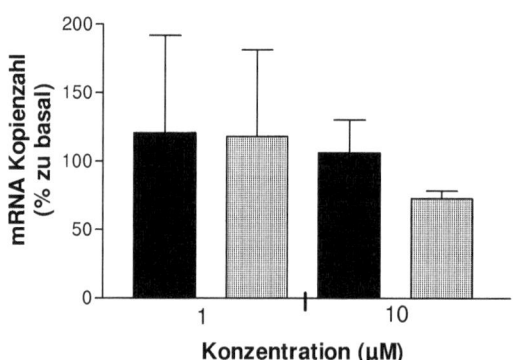

Abb. 53: Inkubation der INS-1-Zellen mit 1 µM und 10 µM Wortmannin über 24 Stunden. Wortmannin beeinflusst die Expression von ZnT8 (schwarze Balken) nicht. In einer Konzentration von 10 µM wird die Insulin-Expression (gepunktete Balken) nicht signifikant reduziert (LC-PCR).

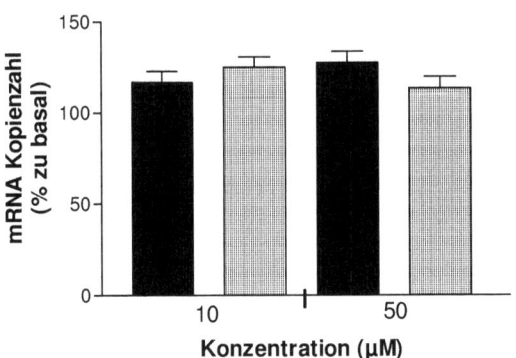

Abb. 54: Inkubation der INS-1-Zellen mit 10 µM und 50 µM PD98059 über 24 Stunden. Die Inkubation der INS-1-Zellen mit PD98059 hatte keinen signifikanten Einfluss auf die ZnT8-(schwarze Balken) und Insulin-Expression (gepunktete Balken) (LC-PCR).

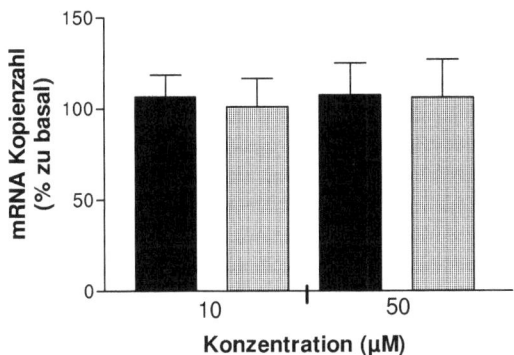

Abb. 55: Inkubation der INS-1-Zellen mit KN93, einem Inhibitor Ca^{2+}/Calmodulin-abhängigen Kinase II, über 24 Stunden. Die Inkubation der INS-1-Zellen mit KN93 hatte keinen signifikanten Einfluss auf die ZnT8- (schwarze Balken) und Insulin-Expression (gepunktete Balken) (LC-PCR).

4.4.1. Untersuchung der intrazellulären Signalkaskaden bei der Regulation der ZnT8 Genexpression

Eine Steigerung der cAMP-Konzentration durch Inkubation der INS-1-Zellen mit 10 µM Forskolin führt zu einer signifikanten Suppression der ZnT8-Genexpression (Punkt 4.3.2).

Um zu analysieren, welche durch cAMP aktivierte Signalwege bei der Regulation der ZnT8-Expression beteiligt sind, wurden Forskolin stimulierte INS-1-Zellen mit dem PKA-Inhibitor H89, dem MAKP p38-Inhibitor SB203580, dem MEK ½-Inhibitor PD98059 oder dem PKB /Akt-Inhibitor Wortmannin für 24 Std. inkubiert und die ZnT8-RNA Kopienzahl mit der LightCycler RT-PCR quantifiziert.

Wie in Abb. 56 dargestellt, konnte die Suppression der ZnT8-Genexpression durch Inkubation mit dem PKA-Inhibitor H89 partiell aufgehoben werden. PD98059 führte zu einer Normalisierung der Genexpression. SB203580 und Wortmannin hatten keinen signifikanten Einfluss auf die durch Forskolin modulierte ZnT8-mRNA-Spiegel in INS-1-Zellen.

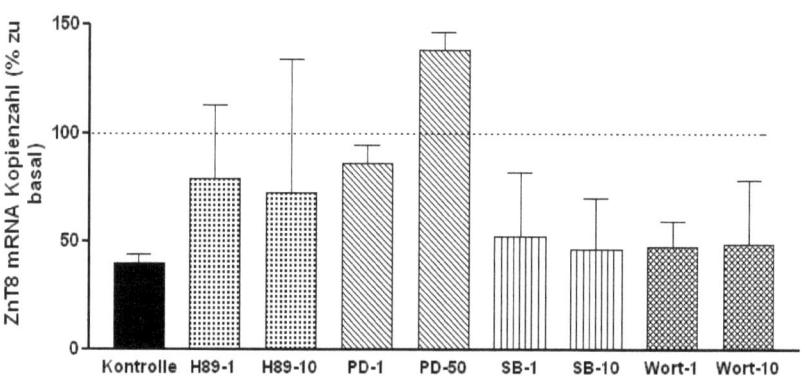

Abb. 56: Versuche zu Blockierung der durch Forskolin induzierten Suppression der ZnT8-Genexpression. INS-1-Zellen wurden für 24 Std. nur mit Forskolin (10 µM) oder mit Forskolin (10 µM) plus H89 (1 und 10 µM), SB 203580 (SB, 1 und 10 µM), PD98059 (PD, 10 und 50 µM) oder Wortmannin (Wort, 1 und 10 µM) inkubiert.

4.4.2. Hemmung potenzieller durch GLP-1 oder GIP aktivierter Signalwege

Die Inkubation der INS-1-Zellen mit GLP-1 hat einen inhibitorischen Effekt auf die ZnT8-Genexpression (Punkt 4.3.7). Getestet wurde, ob die Suppression der ZnT8-Expression durch GLP-1 (10 nM) durch die Inkubation mit H89, dem MAPK p38-Inhibitor SB203580, dem MEK ½-Inhibitor PD98059 oder dem Ca^{2+}/Calmodulin-abhängige Kinase II-Inhibitor KN93 inhibiert werden kann. Zum Vergleich wurde auch die Änderung der IA-2-Expression ohne und mit Gabe dieser Inhibitoren untersucht (Abb. 58).

Durch H89 und PD98059 konnte die GLP-1 induzierte Hemmung der ZnT8-Expression nahezu komplett aufgehoben werden (Abb. 57). KN93 führte zur partiellen Steigerung der ZnT8-Expression. SB203580 hatte keinen Effekt.

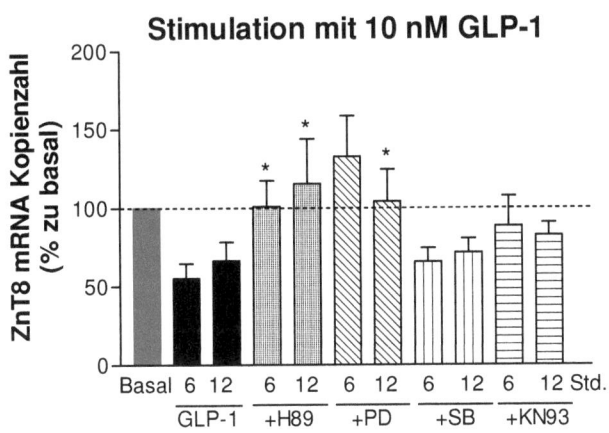

Abb. 57: Hemmung intrazellulärer Signalkaskaden nach Stimulation der INS-1-Zellen für 6 Std. und 12 Std. mit GLP-1 (10 nM).
INS-1-Zellen wurden nur mit GLP-1 (10 nM) oder mit GLP-1 plus H89 (10 µM), SB 203580 (SB, 10 µM), PD98059 (PD, 50 µM) oder KN93 (10 µM) inkubiert (LC-PCR). Durch Koinkubation mit H89 oder PD98059 konnte die Suppression der ZnT8-Expression aufgehoben werden (*p<0,05 vs. nur GLP-1 Inkubation).

Die GLP-1 induzierte Steigerung der IA-2-Expression nach 6 und 12 Stunden wurde durch die Gabe von H89, PD98059 oder SB203580 inhibiert (signifikant für H89 nach 12 Std., für PD98059 nach 6 und 12 Std., für SB203580 nach 12 Std., p<0,05). Die Koinkubation von GLP-1 und KN93 führte zu einer partiellen Reduktion der Steigerung der IA-2-Expression (Abb. 58).

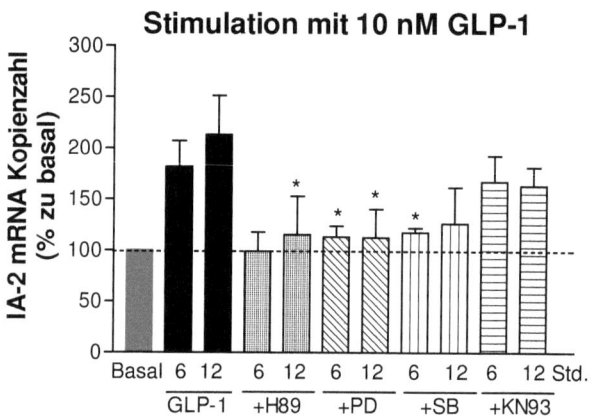

Abb. 58: Hemmung intrazellulärer Signalkaskaden nach Stimulation der INS-1-Zellen für 6 Std. und 12 Std. mit GLP-1 (10 nM).
INS-1-Zellen wurden nur mit GLP-1 (10 nM) oder mit GLP-1 plus H89 (10 µM), SB203580 (SB, 10 µM), PD98059 (PD, 50 µM) oder KN93 (10 µM) inkubiert (LC-PCR). Durch Koinkubation mit H89, PD98059 oder SB203580 konnte die Stimulation der IA-2-Expression signifikant gehemmt werden (*p<0,05 vs. nur GLP-1 Inkubation).

5. Diskussion

Der Zinktransporter ZnT8 gehört, neben Insulin, dem Enzym GAD und der Tyrosinphosphatase IA-2, zu den wichtigsten Autoantigenen beim Typ 1 Diabetes mellitus (Wenzlau et al., 2007; Wenzlau et al., 2008). Darüber hinaus haben genomweite Assoziationsstudien gezeigt, dass Polymorphismen im ZnT8 Gen auch mit Typ 2 Diabetes korrelieren (Sladek R, et al., 2007; Saxena R, et al., 2007; Scott LJ, et al., 2007; Zeggini E, et al., 2007). Kenntnisse über die Regulation von ZnT8 in Inselzellen könnten somit zu einem besseren Verständnis der Pathogenese von Typ 1 und Typ 2 Diabetes beitragen und ggf. sogar zur Entwicklung neuer therapeutischer Strategien führen.

Im Rahmen der vorliegenden Arbeit wurde die Regulation der ZnT8 RNA Expression mittels einer quantitativen real-time PCR untersucht. In INS-1-Zellen wurde eine robuste Expression von ZnT8 mit hohem Expressionsspiegel nachgewiesen. Es konnte erstmals gezeigt werden, dass die Genexpression von ZnT8 durch das Inkretinhormon GLP-1 und das Insulinsekretagogum Tolbutamid supprimiert wird. Hierbei scheint der cAMP Signalweg und die MEK-Erk1/2 Signalkaskade involviert zu sein. Dieser Befund steht im Gegensatz zu anderen Autoantigenen wie Insulin und IA-2, deren Expression durch Inkretinhormone massiv gesteigert wird.

Für die Experimente wurde die Ratten Insulinomazelllinie INS-1 gewählt, da diese Zelllinie im Gegensatz zu vielen anderen Betazelllinien partiell sensitiv ist für Glukose und somit ein relativ guter Differenzierungsgrad vorliegt (Asfari et al., 1992). Die INS-1-Zellen wurden in zahlreichen Untersuchungen über die Proliferation und Differenzierung von Betazellen (Frödin et al., 1995; Asfari et al., 1995; Huotari et al., 1998; Friedrichsen et al., 2001; Trümper et al. 2002; Friedrichsen et al., 2006), über die physiologische Regulation der Insulinsekretion in Betazellen (Su et al., 2001; Moritz et al., 2001; Leech und Habener 2003; Kieffer et al., 1996; Roche et al., 1997; Roduit et al., 2000; Merglen et al., 2004; Ranta et al., 2006;) und zur Analyse der Effekte von Inkretinhormonen auf Betazellen (Trümper et al., 2001; Wang et al., 2005; Liu und Habener 2008; Gupta et al., 2010; Widenmaier et al., 2009; Kim et al. 2009) sowie von Zytokinen (Janjic und Asfari 1992; Seissler et al., 2000, Steinbrenner et al., 2002; Grunnet et al., 2009; Wei et al., 2010) eingesetzt.

Ein weiterer Vorteil ist, dass die INS-1-Zellen für die Experimente in immer gleich guter Qualität gezüchtet werden können und nicht, wie bei der Pärparation von Langerhans´schen Inseln aus dem Pankreas, isolierungsbedingte Variationen in der Menge und der Vitalität der Betazellen vorliegen oder Interaktionen zwischen Betazellen und anderen endokrinen Inselzellen auftreten (z.B. Suppression der Insulinsekretion durch Somatostatin aus den Deltazellen). Der Nachteil der INS-1-Zellen liegt darin, dass sich die Zellen im Gegensatz zu nativen Betazellen immer in einer Proliferationsphase befinden und somit die intrazellulären Signalkaskaden für Proliferation permanent aktiviert sind. Außerdem reagieren die INS-1-Zellen nicht identisch auf Glukose wie native Betazellen. Es ist deshalb denkbar, dass die Reaktion auf definierte Stimuli nicht in gleicher Weise wie bei primären Betazellen auftritt. Somit gilt auch für die vorliegende Arbeit die generelle Einschränkung, dass die Resultate in zukünftigen Experimenten mit primär isolierten Inselzellen verifiziert werden sollten. Allerdings haben zahlreiche vorangehende Arbeiten die Ergebnisse, die mit INS-1-Zellen gewonnen worden waren, mit primär isolierten Langerhans-Inseln bestätigen können (Seissler et al, 2000; Moritz et al., 2001; Friedrichsen et al., 2006; Liu und Habener 2008; Grunnet et al., 2009; Widenmaier et al., 2010; Wei et al. 2010).

Im ersten Schritt der Arbeit wurde eine real-time LighCycler RT-PCR zum quantitativen Bestimmung der ZnT8 mRNA-Spiegel etabliert. Zur exakten Quantifizierung wurde die kodierende RNA/cDNA durch RT-PCR in einen Expressionsvektor kloniert, aus dem dann Standards mit definierter Molekülzahl hergestellt werden konnten. Standards für die Normierung auf den gleichen Gehalt an β-Aktin RNA/cDNA standen aus Voruntersuchungen zur Verfügung. In diesen Untersuchungen war auch nachgewiesen worden, dass β-Aktin in INS-1-Zellen nicht reguliert wird und deshalb als Housekeeping-Gen eingesetzt werden kann (Seissler et al., 2000; Steinbrenner et al, 2002). Durch die Variation der Amplifikationsbedingungen ist es gelungen, eine hocheffiziente LC-PCR zur Quantifizierung von ZnT8 aufzubauen. Mit dieser Methode zeigte sich, dass ZnT8 in den INS-1-Zellen bereits unter den basalen Bedingungen mit normaler Glukosekonzentration (5 mM) sehr hoch exprimiert wird. Die ZnT8 RNA Molekülzahl liegt nur um ein Drittel niedriger als Insulin, ist etwa vierfach so hoch exprimiert wie Phogrin und 100-fach höher exprimiert als das Antigen IA-2. Diese Daten sprechen für eine bedeutende Rolle von ZnT8 für die normale Funktion von Betazellen.

Zink wird für die physiologische funktionelle Aktivität von Betazellen im Rahmen der Insulinsynthese, -speicherung und –sekretion benötigt (Wijesekara et al., 2009). Nach der Synthese des Proinsulinmoleküls im endoplasmatischen Retikulum wird Proinsulin in Form von Zink-Hexameren im Golgi Apparat in immature Granula verpackt. Diese werden prozessiert durch die Prohormon-Convertasen PC1/3 und PC2 in C-Peptid und wasserunlösliche Zink-Insulin Kristalle (Dodson et al., 1998; Creemers et al., 1998; Lemaire et al., 2009).

Der hohe Zinkbedarf der Betazellen wird durch zwei große Familien von Zinktransporter gewährleistet. Beim Transport von Zink aus dem Extrazellulärraum in das Zytosol sind verschiedene Isoformen der Slc39A (ZIP) Proteine beteiligt (in Betazellen wurden ZIP-1, -6, -7, -8, -9, -13 und ZIP14 nachgewiesen). Zusätzlich kann Zink durch L-Typ Voltage-gated Calcium Kanäle (L-VGCC) in die Betazellen gelangen. Der intrazyto-plasmatische Weitertransport in Organellen wird durch Mitglieder der Slc30A (ZnT) Proteinfamilie vermittelt. In Betazellen wurde die Expression von ZnT1 und ZnT4-9 beschrieben, wobei ZnT5 und ZnT8 am stärksten exprimiert werden (Kambe et al., 2002; Smidt et al., 2009; Wijesekara et al., 2010). ZnT8 ist essentiell für den Transport von Zink in die insulinsekretorischen Granula der Betazellen (Chimienti et al., 2004; Lemaire et al., 2009) und spielt eine bedeutende Rolle bei der glukoseabhängigen Insulinsekretion (Fu et al., 2009, Petersen et al., 2011).

Neben der Expression von ZnT8 auf RNA-Ebene wurde in der vorliegenden Studie durch Färbung der Zellen mit einem Zink-Fluoreszenzindikatorfarbstoff der Nachweis erbracht, dass die INS-1-Zellen Zn^{2+} aus dem Zellkulturmedium aufnehmen können. Dies kann als Nachweis für einen Zinktransports in die Zellen interpretiert werden. Da die Auflösung des Fluoreszenzmikroskops eine Unterscheidung zwischen intrazytoplasmatischen Zink und einer Zinkakkumulation innerhalb der Insulingranula nicht erlaubt, können unsere eigenen Daten die Expression von funktionell aktivem ZnT8 in den INS-1-Zellen nicht beweisen. Hier wäre der Nachweis mit einem monoklonalen Antikörper in der Immunhistologie oder im Westernblot notwendig gewesen. Allerdings war zur Zeit der Durchführung der Studie noch kein ZnT8 Antikörper kommerziell verfügbar, so dass eine Färbung auf Proteinebene im Rahmen der vorliegenden Studie nicht möglich war. Andere Arbeitsgruppen haben in INS-1-Zellen die Lokalisation von ZnT8 in den Insulingranula nachgewiesen (Chimienti et al., 2004; Tamaki et al., 2009).

Die von uns detektiere hohe ZnT8 mRNA Spiegel stimmen mit den immunhistochemischen Analysen einer sehr starken ZnT8 Expression in INS-1-Zellen überein. Insofern erschien das INS-1-Zellmodell als gut geeignet zur Durchführung von Experimenten zur Regulation der ZnT8 Genexpression.

Zu Beginn der Studie waren keine Daten zur transkriptionellen Regulation von ZnT8 bekannt. Daher stellte sich zunächst die Frage, ob ZnT8 durch parakrine Signale aus den Alpha-, Beta-, und

Epsilonzellen der Langerhans-Inseln oder durch basale Parameter wie die Glukose- und die Zinkkonzentration auf transkriptioneller Ebene reguliert wird.

Die Hormone der Langerhans-Inseln besitzen nicht nur systemische Wirkungen auf den Stoffwechsel sondern beeinflussen sich gegenseitig durch Bindung an spezifische Rezeptoren auf den Inselzellen. Glucagon, der physiologische Gegenspieler des Insulins, steigert die Insulinsekretion der Betazelle und Ghrelin hemmt die Sekretion von Insulin (Colombo et al., 2003; Brereton H et al., 2007; Wang et al., 2010). Es wurde auch vorbeschrieben, dass Insulin selbst über einen kurzen Feedback Mechanismus die Aktivität der Betazellen und die Expression von Autoantigenen reguliert (Löbner et al., 2002). Die vorliegende Studie zeigt, dass die ZnT8 Expression auf mRNA Ebene durch Insulin und Glukagon nicht modifiziert wird. Bei Inkubation der INS-1-Zellen mit Ghrelin fand sich eine Suppression der ZnT8, Insulin und IA-2 sowie eine unveränderte Phogrin Expression. Obwohl diese Expressionshemmung nicht signifikant war, weist unser Befund darauf hin, dass die Wirkung von Ghrelin nochmals in primär isolierten Inselzellen analysiert werden sollte. Dieser Befund steht im Gegensatz zu Daten in der Insulinomazelllinie MIN6, bei denen eine signifikante Steigerung der IA-2β (Synonym für Phogrin) Expression nach Inkubation mit 1 nM und 10 nM Ghrelin nach 30-minütiger Inkubation detektiert worden ist (Doi et al., 2006). Die Diskrepanz der Befunde könnte auf die Unterschiede zwischen den verschiedenen Insulinomazelllinien und/oder auf die in der vorliegenden Studie eingesetzten längeren Inkubationszeiten zurückzuführen sein.

Nach Inkubation der INS-1-Zellen mit 5-21 mM Glukose waren keine Unterschiede in der Genexpression von ZnT8, IA-2 und Phogrin zu beobachten. In Übereinstimmung mit der Glukosesensitivität der INS-1-Zellen wurde die Insulingenexpression im Hochglukosemedium gesteigert. Studien anderer Arbeitsgruppen haben beschrieben, dass die ZnT8 Expression in primär isolierten Maus-Inseln nicht glukoseabhängig ist (3 mM und 5 mM versus 16 mM Glukose). Demgegenüber wurde eine glukoseabhängige Regulation von ZnT3 und von Proteinen der ZIP-Familie in Maus-Inseln nachgewiesen (Smidt et al., 2009; Bellomo et al., 2011). In INS-1E-Zellen wurde die ZnT8 Expression bei 16 mM Glukose heterregulier während die ZnT3 Expression gesteigert worden ist (Smidt et al., 2009). Unsere Daten bestätigen somit die Annahme, dass die ZnT8 mRNA Spiegel zumindest in Betazellen der Maus und in Ratten-Insulinomazellen nicht durch Glukose reguliert wird.

Im Gegensatz zu den Inselhormonen und hoher Glukosekonzentration trat in den Versuchen zur Stimulation der INS-1-Zellen mit dem Insulinsekretagogum Tolbutamid eine langsam einsetzende Hemmung der ZnT8 Genexpression auf. Tolbutamid führt über Bindung an ATP-sensitive K^+-Kanäle (K_{ATP}) und nachfolgender Membranpolarisation zur Steigerung der Insulinsekretion (Proks et al., 2002). Da nach einer initialen Steigerung der Genexpression auch die mRNA Spiegel von Insulin und IA-2 signifikant reduziert worden sind, ist nicht auszuschließen, dass die Dauerstimulation mit Tolbutamid zu einer Erschöpfung der INS-1-Zellen geführt hat. Hier sind deshalb weitere Experimente mit einer repititiven Tolbutamidstimulation mit zwischenzeitlichen Erholungsphasen notwendig, um einen wirklichen Effekt der Substanz auf die Regulation von ZnT8 bestätigen zu können.

Eine Hypothese der vorliegenden Arbeit war es, dass die ZnT8 Expression durch den extrazellulären Zinkgehalt moduliert werden kann. In unseren Experimenten mit niedriger und hoher Zinksulfatkonzentration (1 µM versus 50 µM) war ein Trend zu etwas verminderten ZnT8 mRNA Spiegeln, aber kein signifikanter Expressionsunterschied in der LightCycler RT-PCR zu erkennen. Andere Arbeiten haben darüber berichtet, dass Betazellen bereits unter basalen Bedingungen eine hohe Konzentration von gespeichertem Zink aufweisen, der durch eine zusätzliche Zinksupplementierung nur noch geringgradig ansteigen kann (Chimienti et al., 2006). Außerdem wird die Zinkaufnahme in die Betazelle nicht durch ZnT8 sondern durch andere Zinktransporter und durch Slc39A-Proteine gesteuert.

In INS-1E-Zellen war eine Zink-Depletion mit einem Zinkchelator (DECTC) mit einer signifikanten Herunterregulation von ZnT8 assoziiert. Nach Knock-down mittels spezifischer ZnT3 small-interfering RNA wurde eine Hochregulation von ZnT8 beobachtet (Smidt et al., 2009; Petersen et al., 2010). Insofern wäre es wahrscheinlich auch in der vorliegenden Studie notwendig gewesen, zunächst eine Depletion des intrazytoplasmatisch und in den Insulingranula gespeicherten Zinks durch Vorbehandlung mittels eines Zinkchelators oder durch Langzeitinkubation in einem zinkfreien Medium durchzuführen, um die zinkabhängige ZnT8 Regulation studieren zu können.

Inkretinhormone spielen eine bedeutende Rolle bei der Glukosehomöostase, durch Beeinflussung des Grades der Insulinsekretion und die Regulation der Betazellmasse. Aus Voruntersuchungen der Arbeitsgruppe und aus der Literatur war bekannt, dass GLP-1 und GIP die Insulinexpression auf Genebene regulieren. Insofern war es interessant, die Rolle der Inkretinhormone auf die ZnT8

Genexpression zu untersuchen. Die vorliegende Studie zeigt erstmals, dass GLP-1, nicht aber GIP zu einer konzentrations- und zeitabhängigen signifikanten Inhibition der ZnT8 mRNA Konzentration führt. Gleichzeitig war eine hochsignifikante Steigerung der Insulin und IA-2 Expression in den INS-1-Zellen zu verzeichnen, während die Expression von Phogrin unverändert konstant war. Diese Befunde weisen darauf hin, dass GLP-1 eine sehr schnell einsetzende Wirkung auf die Gentranskription von ZnT8 und IA-2 besitzt. Die Wirkung auf die Insulingenexpression war deutlich langsamer mit einem Peak nach 24 Std.. Die physiologische Bedeutung der Hemmung der ZnT8 Expression bleibt unklar, da durch GLP-1 gleichzeitig die glukosestimulierte Insulinsekretion erhöht wird und Genprodukte, die an der Insulinsekretion beteiligt sind, wie das Granulaprotein IA-2 und das Insulin deutlich hochreguliert wurden. Es kann nur spekuliert werden, dass in der initialen Phase der Insulinsekretion eine niedrigere ZnT8 mRNA Expression benötigt wird. Möglicherweise kann der Effekt auch damit erklärt werden, dass in der ersten Phase der Insulinfreisetzung die Betazelle ihren Syntheseapparat auf die Insulinproduktion und -sekretion fokussiert und deshalb für diese Phase weniger wichtige Proteine herunterreguliert werden.

Interessante Befunde wurden in zwei Arbeiten über die Wirkung proinflammatorischer Zytokine auf die ZnT8 Expression berichtet.

Nach Inkubation von primär isolierten Langerhans-Inseln der Maus und von MIN6 Insulinomazellen mit Interleukin-1β oder TNFα wurde die Expressionsrate von ZnT8 um 45-81% reduziert (Muayed et al., 2011) Ähnliche Daten ergaben Studien mit Exposition von isolierten Ratteninseln und INS-1-Zellen mit Interleukin-1β oder Interferon-γ (Egefjord et al., 2009). Diese Resultate stimmen mit anderen Studien über die transkriptionelle Regulation der Autoantigene IA-2 und Insulin überein, in denen unter dem Einfluss von proinflammtorischen Zytokinen eine signifikante Hemmung dieser Gene beschrieben worden ist (Steinbrenner et al., 2002). Interpretiert werden diese und andere Studien zum Einfluss von inflammatorischen Substanzen auf Betazellen mit der Umprogrammierung des Zellzyklus mit Übergang von einer sekretorischen Zelle, die Proteine für die glukoseabhängige Insulinsekretion produziert, in eine Zellphase des Abwehrmechanismus mit der Aktivierung von Genprodukten, die dem Zellschutz und/oder der Zellregeneration dienen. Inwieweit diese Hypothese indirekt auch auf die beobachtete Suppression der ZnT8 Expression übertragen werden kann, kann momentan noch nicht genau abgeschätzt werden.

Unsere Experimente zeigen, dass bei Stimulation mit dem GLP-1 Analogon Exendin-4 in niedriger Dosierung über einen Zeitraum von 48 Std. nach einer anfänglichen Suppression eine zunehmende Steigerung der ZnT8 Expression bis über das Ausgangsniveau hinaus auftritt. In einer kürzlich publizierten Studie wurde eine verminderte ZnT8 Expression im Pankreas von diabetischen db/db Mäusen beschrieben. Nach Gabe von Exendin-4 über 14 Tage wurde die ZnT8 Expression *in vivo* gesteigert (Liu et al., 2011). Dies könnte ähnlich wie unsere *in vitro* Resultate darauf hindeuten, dass die Applikation von GLP-1 Analoga die Expression von ZnT8 in den Langerhans Inseln erhöht. Wenn sich bestätigt, dass GLP-1 über die Erhöhung der ZnT8 Expression die Betazellfunktion von diabetischen Mäusen verbessern kann, wäre dies ein neuer bisher unbekannter Mechanismus von GLP-1.

Interessant war, dass GIP in einem Konzentrationsbereich, bei dem die Insulin wie auch die IA-2 Genexpression hochsignifikant gesteigert wurde, keine Effekte auf die ZnT8 zeigte. GIP besitzt ähnlich wie GLP-1 pleiotrope Effekte auf die Regulation der Betazellmasse und die Modulation der glukoseabhängigen Insulinsekretion (Gautier et al., 2008). In einer Vielzahl von zellbiologischen Untersuchungen wurden identische oder synergistische Effekte von GLP-1 und GIP beschrieben.

Dies betrifft die Regulation der Insulinsekretion und die mitogenen und antiapoptotischen Effekte (Trümper et al., 2001; Ehses et al., 2003, Kim et al., 2005; Friedrichsen et al., 2006; Kim et al., 2008).

Variationen in der Wirkung zwischen GLP-1 und GIP betreffen u.a. die fehlende inhibitorische Wirkung von GIP auf die Alphazellen der Langerhans-Insel (Gautier et al. 2008) und die bisher noch nicht genau verstandene reduzierte Wirksamkeit von GIP bei Patienten mit Typ 2 Diabetes (Nauck et al., 1993). Vor kurzem wurde von der Arbeitsgruppe von Kim und Mitarbeitern Unterschiede in der Histon H3 Acetylierung (GLP-1 ja, GIP nein) spezifischer DNA Regionen beschrieben, durch die die DNA Bindung von Transkriptionsfaktoren und damit die Expression von Genen moduliert werden kann (Kim et al., 2009). Ob dieser Mechanismus auch die in der vorliegenden Studie beschriebene differentielle Wirkung von GLP-1/GLP-1Analoga und GIP erklären kann, oder ob noch andere zelluläre Mechanismen beteiligt sind, ist unklar und muss in weiteren Experimenten untersucht werden.

Nach Beobachtung des signifikanten Effekts von GLP-1 auf die ZnT8 Expression stellte sich die Frage, über welche Signaltransduktionswege diese Wirkung entfaltet wird. Es ist bekannt, dass nach der Bindung von GLP-1 an seinen spezifischen Rezeptor mehrere Signalwege in den Betazellen aktiviert werden, zwischen denen zahlreiche Querverbindungen existieren, durch die sich die unterschiedlichen Komponenten des Netzwerkes gegenseitig beeinflussen (siehe Abb. 6 und Abb. 7 in der Einleitung). Über den GLP-1 Rezeptor wird die Adenylatzyklase aktiviert und der sekundäre Botenstoff zyklischen Adenosinmonophosphat (cAMP) freigesetzt. In der Folge werden Phosphokinasen (z.B. PKA) aktiviert, die nach Translokation in den Zellkern direkt CREB-Proteine (cAMP response element binding protein) phosphorylieren und nach Bindung an die Promotorregion die Transkription spezifischer Gene einleiten. Alternativ kann über cAMP auch der MEK1/2-Erk1/2 Signalweg aktiviert werden. Nach Inkubation der INS-1-Zellen mit dem cAMP Aktivator Forskolin konnte in der vorliegenden Studie eine hochsignifikante Suppression von ZnT8 auf ca. 38% des Ausgangsniveaus beobachtet werden. Da gleichzeitig die IA-2 und die Insulinexpression durch Forskolin gesteigert wurde, kann postuliert werden, dass der cAMP Signalweg eine zentrale Position in der Regulation der Expression der Autoantigene ZnT8, IA-2 und Insulin

in Betazellen einnimmt. Allerdings wird eine Erhöhung des cAMP Spiegels nicht nur über den GLP-1 Rezeptor sondern auch über den GIP Rezeptor und eine erhöhte Glukosekonzentration vermittelt. Es ist deshalb zu vermuten, dass bei der GLP-1 induzierten Hemmung der ZnT8 Expression weitere Signalmoleküle involviert sind, die im Netzwerk der Signaltransduktion unterhalb von cAMP wirken.

Im letzten Teil der vorliegenden Arbeit wurden Versuche durchgeführt, welche Komponenten in der Signalübertragung für die Regulation von ZnT8 Bedeutung besitzen könnten. Hierfür wurden spezifische Pathway-Inhibitoren zur Hemmung der Proteinkinase A (PKA) durch H89, des MEK1/2 ERK1/2 Weges durch PD98059, der p38 MAP-Kinase durch SB203580, der Protein Kinase B (PKB) / Phosphatidylinositol 3-Kinase (PI3K) durch Wortmannin und der Ca^{2+}/Calmodulin-abhängige Kinase II (CMK-II) durch K93 eingesetzt. Die Forkolin-induzierte Blockierung der ZnT8 Expression konnte durch PD98059 komplett und durch H89 partiell aufgehoben werden. Die GLP-1 vermittelte Inhibition der ZnT8 Genexpression war nach Gabe von PD98059 und H89 komplett reversibel. Da die Hemmung von p38 MAPK und PKB/PI3K keinen Effekt auf die GLP-1 induzierte Suppression von ZnT8 aufwies, kann schlussgefolgert werden, dass die in der vorliegenden Studie beschriebene Hemmung der ZnT8 Genexpression wahrscheinlich überwiegend über die cAMP vermittelte Aktivierung der PKA - MEK1/2 – ERK1/2 Signalkaskade erfolgt. Für eine genauere Analyse der an der Signalübertragung beteiligten Effektormoleküle, Transducer und Adaptorproteine müssen zusätzliche Untersuchungen für die direkte Detektion des Aktivierungsstatus von sekundären Botenstoffen, Proteinkinasen und Phosphatasen sowie Experimente mit Reportergensystemen durchgeführt werden.

In einer kürzlich publizierten Arbeit wurde ein Enhancer Molekül (Slc30a8 Enhancer A) beschrieben, das an den Transkriptionsfaktor Pdx-1 bindet (Pound et al., 2011). Der aktivierte Pdx-1-Enhancer-Komplex kann dann an eine Region im ZnT8 Promotor andocken und die betazellspezifische Genexpression von ZnT8 steigern. Da im Pankreas von Mäusen mit Deletion des Transkriptionsfaktors MafA eine deutliche Reduktion der ZnT8 mRNA nachweisbar war, wird auch vermutet, dass MafA die ZnT8 Expression moduliert (Artner et al., 2010).

Inwieweit Pdx-1 und/oder MafA an der in der vorliegenden Studie beobachteten GLP-1 vermittelten Suppression der ZnT8 Expression beteiligt ist, ist unklar und muss in weiteren Studien geklärt werden.

Zusammenfassend wurde in der vorliegenden Arbeit gezeigt, dass INS-1-Ratteninsulinomazellen den Zinktransporter ZnT8 robust, in hoher mRNA Kopienzahl exprimieren. Die ZnT8 Genexpression wurde durch GLP-1, einem sehr wichtigen Inkretinhormon für die glukoseabhängige Insulinsekretion und den synthetischen cAMP Stimulans Forskolin supprimiert. Dagegen hatten Glukose und die Inselzellhormone Glucagon und Insulin keinen regulatorischen Effekt. Durch Inkubation mit verschiedenen Inhibitoren der intrazellulären Signalübertragung konnten nachgewiesen werden, dass die Hemmung der ZnT8 Suppression am ehesten über die Signale cAMP-PKA-MEK1/2-Erk1/2 abläuft. Diese Daten liefern erste wichtige Hinweise über die Regulation von ZnT8 in Betazellen, die wichtig sind für ein besseres Verständnis der pathophysiologischen Rolle von ZnT8 bei Typ 1 und Typ 2 Diabetes.

Die Ergebnisse der Arbeit zeigen auch erstmals, dass das Autoantigen ZnT8 in INS-1-Zellen in unterschiedlicher Weise im Vergleich zu den bekannten Diabetes-spezifischen Autoantigene Insulin, IA-2 und Phogrin reguliert wird. Die Induktion der humoralen und zellulären Autoimmunreaktion gegen diese Betazellproteine kann deshalb nicht auf einfache Mechanismen wie z.B. eine Steigerung der Expressionsrate mit nachfolgender erhöhter Antigenpräsentation aufgrund einer chronisch leicht gesteigerten Glukosekonzentration oder einer Änderung in der Inkretinsignalvermittlung zurückgeführt werden. Diese Frage muss in weiterführenden Forschungsprojekten beantwortet werden.

6. Zusammenfassung

Der Zinktransporter ZnT8 ist ein neues, betazellspezifisches Targetprotein der Autoimmunreaktion beim Typ 1 Diabetes. Bisher waren nur wenige Daten über die pathophysiologische Bedeutung von ZnT8 bekannt. Ziel der Arbeit war es deshalb, den Einfluss von metabolischen und hormonellen Faktoren auf die Genexpression von ZnT8 im Vergleich zu den bekannten Autoantigenen Insulin, IA-2 und Phogrin im Modell der INS-1-Ratteninsulinomazellen zu untersuchen.

Im ersten Teil der Arbeit wurde eine sensitive und spezifische RT-PCR Methode für die Quantifizierung der ZnT8 mRNA Spiegel etabliert. Hierzu wurde die ZnT8 cDNA aus den INS-1-Zellen kloniert und als linearisiertes Plasmid für die Herstellung von Standardfragmenten eingesetzt. Die Standards für die Quantifizierung des Housekeeping-Gens β-Aktin und der Autoantigene Insulin, IA-2 und Phogrin konnten aus vorangehenden Studien der Arbeitsgruppe verwendet werden.

Im zweiten Teil der Arbeit wurden die INS-1-Zellen mit unterschiedlichen Stimulantien (Glukose, Glucagon, Ghrelin, Insulin, Hemorphin-6, Tolbutamid, Zink, Glucagon-like-peptide-1 [GLP-1], Exendin-4, Glucose-dependent Insulinotropic Peptide [GIP]) inkubiert. Es folgte die Analyse der mRNA Expressionshöhe von ZnT8, Insulin, IA-2 und Phogrin. Die Gabe von Glukose, Glucagon, Insulin, Ghrelin, Hermorphin und Zink führte zu keiner signifikanten Änderung der ZnT8 Genexpression. Die Exposition mit dem Inkretinhormon GLP-1 zeigte eine dosis- und zeitabhängige, signifikante Suppression der ZnT8 Konzentration bis auf 62± 11% im Vergleich zu den Basalbedingungen, wohingegen unter den gleichen Bedingungen die IA-2 und die Insulin Expression auf 209 ± 26% bzw. 182 ± 12% gesteigert wurde. Im Gegensatz zu GLP-1 hatte GIP zwar einen stimulatorischen Effekt auf die Genexpression von IA-2 und Insulin, aber keine Wirkung auf die ZnT8 mRNA Spiegel.

Im dritten Teil der Arbeit wurden intrazelluläre Signalkaskaden analysiert, von denen wir annehmen konnten, dass sie an der Regulation der Expression von ZnT8 beteiligt sind.

Durch Verwendung des synthetischen cAMP Stimulans Forskolin und spezifischen Inhibitoren von Signalmolekülen ist es gelungen nachzuweisen, dass die Aktivierung des sekundären Botenstoffs cAMP zur Suppression der ZnT8 Expression führt. Die vorliegenden Daten lassen zudem eine Beteiligung des cAMP-PKA Weges und der cAMP-MEK1/2-Erk1/2 Signalkaskade bei der Regulation der ZnT8 Expression in Betazellen vermuten.

Die in der vorliegenden Arbeit gewonnenen Ergebnisse belegen eine deutlich unterschiedliche Regulation der Autoantigene ZnT8, Insulin, IA-2 und Phogrin in INS-1-Zellen. Erstmals konnte nachgewiesen werden, dass GLP-1, nicht aber GIP, die ZnT8 Expression auf RNA Ebene moduliert. Diese Resultate können die Grundlage für weitergehende *in vitro* und *in vivo* Experimente zur Aufklärung der Rolle des betazellspezifischen Zinktransporter ZnT8 bei der Entwicklung des Typ 1 Diabetes und des Typ 2 Diabetes liefern.

7. Literaturverzeichnis

Achenbach P, Koczwara K, Knopff A, Naserke H, Ziegler AG, Bonifacio E.: Mature high-affinity immune responses to (pro) insulin anticipate the autoimmune cascade that leads to type 1 diabetes. J Clin Invest. 2004;114(4):589-97.

Achenbach P, Lampasona V, Landherr U, Koczwara K, et al.: Autoantibodies to Zinc transporter 8 and SLC30A8 genotype stratify type 1 diabetes risk; Diabetologia 2009; 52: 1881-1888.

Adeghate E and Ponery AS. Ghrelin stimulates insulin secretion from the pancreas of normal and diabetic rats. *J Neuroendocrinol* 14: 555–560, 2002.

Aguilar-Bryan L, Nichols CG, Wechsler SW, Clement JPt, Boyd AE 3rd, Gonzalez G, Herrera-Sosa H, Nguy K, Bryan J, Nelson DA.: Cloning of the beta cell high-affinity sulfonylurea receptor: a regulator of insulin secretion. *Science*. 1995;268:423–426.

Alejandro EU, Johnson JD.: Inhibition of Raf-1 alters multiple downstream pathways to induce pancreatic beta-cell apoptosis; J Biol Chem. 2008 Jan 25;283(4):2407-17. Epub 2007 Nov 15.

Alessi et al.: PD 098059 is a specific inhibitor of the activation of mitogen-activated protein kinase kinase in vitro and in vivo. J. Biol. Chem. 1995;270(46), 27489-27494

Aly TA, Baschal EE, Jahromi MM, Fernando MS, Babu SR, Fingerlin TE et al.: Analysis of SNPs Identifies Major Type 1A Diabetes Locus Telomeric of the MHC. Diabetes. 2007;.

Amaral MEC, Cunha DA, Anhe GF, Ueno M, et al.: Participation of prolactin receptors and phosphatidylinositol 3-kinase and MAP kinase pathways in the increase in pancreatic islet mass and sensitivity to glucose during pregnancy; *Journal of Endocrinology* (2004) **183**, 469–476 0022–0795/04/0183–469 _ 2004 Society for Endocrinology *Printed in Great Britain*

Artner I, Hang Y, Mazur M, Yamamoto T, Guo M, Lindner J, Magnuson MA, Stein R.: MafA and MafB regulate genes critical to beta-cells in a unique temporal manner. Diabetes 2010;59:2530-2539

Asfari et al.: Establishment of 2-mercaptoethanol-dependent differentiated insulin-secreting cell lines; Endocrinology, 130:167-178; 1992

Atkinson M.A., Eisenbarth G.S.: Type 1 diabetes: new perspectives on disease pathogenesis and treatment. Lancet. 358:221-219, 2001

Bach JF: The effect of infections on susceptibility to autoimmune and allergic diseases. *N Engl J Med* 347:911–920, 2002

Baekkeskov S., Nielsen J.H., Marner B., Bilde T., Ludvigsson J., Lernmark A.: Autoantibodies in newly diagnosed diabetic children immunoprecipitate human pancreatic islet cell proteins. Nature. 298:167-169, 1982

Baekkeskov S., Aanstoot H.J., Christgau S., Reetz A., Solimena M., Cascalho M., Folli F., Richter-Olesen H., DeCamilli P., Camilli P.D.: Identification of the 64K autoantigen in insulin-dependent diabetes as the GABA-synthesizing enzyme glutamic acid decarboxylase. Nature. 1990 347:151-156.

Baisch JM, Weeks T, Giles R, Hoover M, Stastny P, Capra JD.: Analysis of HLA-DQ genotypes and susceptibility in insulin-dependent diabetes mellitus. N Engl J Med. 1990;322(26):1836-41.

Baker E.N. et al.: The structure of 2Zn pig insulin crystals at 1.5 A resolution: Philos Trans R Soc Lond B Biol Sci. 1988 Jul 6;319(1195): 369-456.

Baschal E.E., Aly T.A. et al. HLA-DPB1*0402 Protects Against Type 1A Diabetic Autoimmunity in the Highest Risk DR3-DQB1*0201/DR4-DQB1*0302 DAISY Population. diab 2007; 56(9):2405-2409

Bao M, Yang Y, Jun H-S, Yoon JW. :Molecular mechanisms for gender differences in susceptibility to T cell-mediated autoimmune diabetes in non-obese diabetic mice. *J Immunol* 2002. 168:5369-5375.

Bell GI, Horita S, Karam JH.: A polymorphic locus near the human insulin gene is associated with insulin-dependent diabetes mellitus. Diabetes. 1984 Feb;33(2):176-83.

Bellomo EA, Meur G, Rutter GA.: Glucose regulates free cytosolic Zn^{2+} concentration, Slc39 (ZiP), and metallothionein gene expression in primary pancreatic islet β-cells. J Biol Chem. 2011;286:25778-25789..

Benes C, Roisin MP, Van Tan H, Creuzet C, Miyazaki J, Fagard R.: 1998, Rapid activation and nuclear translocation of mitogenactivated protein kinases in response to physiological concentration of glucose in the MIN6 pancreatic β-cell line. J Biol Chem 273:15507–15513

Benito M, Valverde AM & Lorenzo M; 1996 : IGF-I: a mitogen also involved in differentiation processes in mammalian cells. *International Journal of Biochemistry and Cell Biology* **28** 499–510.

Berman MA, Sandborg CI, Wang Z, Imfeld KL, Zaldivar F Jr, Dadufalza V, Buckingham BA. Decreased IL-4 production in new onset type 1 insulin-dependent diabetes mellitus. *J Immunol* 1996. 157(10):4690-4696.

Bingley PJ, Bonifacio E, Williams AJK, Genovese S, Bottazzo GF, Gale EAM: Prediction of IDDM in the general population: strategies based on combinations of autoantibody markers. *Diabetes* 46:1701–1710, 1997

Blumer KJ, Johnson GL 1994 Diversity in function and regulation of MAP kinase pathways. Trends Biochem Sci 19:236–240

Bottazzo, G.F., et al. 1985. In situ characterization of autoimmune phenomena and expression of HLA molecules in the pancreas in diabetic insulitis. *N. Engl. J. Med.* **313**:353–360.

Bottini N, Musumeci L, Alonso A, Rahmouni S, Nika K, Rostamkhani M et al:. A functional variant of lymphoid tyrosine phosphatase is associated with type I diabetes. Nat Genet. 2004;36(4):337-8.

Brereton H, Carvell MJ, Persaud SJ, Jones MP.: Islet α-cells do not influence insulin secretion from β-cells through cell–cell contact. Endocrine 2007;31:61–65.

Broglio F, Arvat E, Benso A, Gottero C, Muccioli G, Papotti M, van der Lely AJ, Deghenghi R, and Ghigo E. Ghrelin, a natural GH secretagogue produced by the stomach, induces hyperglycemia and reduces insulin secretion in humans. *J Clin Endocrinol Metab* 86: 5083–5086, 2001.

Bu D.F., Erlander M.G., Hitz B.C., Tillakaratne N.J., Kaufman D.L., Wagner-McPherson C.B., Evans G.A., Tobin A.J.: Two human glutamate decarboxylases, 65-kDa GAD and 67-kDa GAD, are each encoded by a single gene. Proc Natl Acad Sci USA. 89:2115-2119, 1992

Burke MA, Mutharasan K, Ardehali H: The sulfonylurea receptor, an atypical ATP-binding cassette protein, and its regulation of the K_{ATP}-channel; 2008, AHA

Calderon B, Suri A, Unanue ER: In CD4+ T-cell-induced diabetes, macrophages are the final effector cells that mediate islet beta-cell killing: studies from an acute model. Am J Pathol169 :2137 –2147, 2006

Carter-Su C & Smit LS 1998 Signaling via JAK tyrosine kinases: growth hormone receptor as a model system. *Recent Progress in Hormone Research* **53** 61–82.

Chausmer A.B. et al., Zinc, Insulin and Diabetes, review; Journal of the American College of Nutrition, Vol. 17, No. 2, 109–115,1998

Chimienti F., Seve M., Richard S., Mathieu J., Favier A.: Role of cellular zinc in programmed cell death: temporal relationship between zinc depletion, activation of caspases and cleavage of Sp family transcription factors.*Biochem Pharmacol* 62:51–62, 2001

Chimienti et al.: Identification and Cloning of a _-Cell–Specific Zinc Transporter, ZnT-8, Localized Into Insulin Secretory Granule; DIABETES, Vol. 53, Sept. 2004

Chimienti et al., ZnT-8, a pancreatic beta-cell-specific zinc transporter; BioMetals, 2005 18:313-317

Chimienti, F. et al., In vivo expression and functional characterization of the zinc transporter ZnT8 in glucose-induced insulin secretion; Journal of Cell Science 119, 4199-4206 Published by The Company of Biologists 2006

Christie M.R., Vohra G., Champagne P., Daneman D., Delovitch T.L.: Distinct antibody specificities to a 64-kD islet cell antigen in type 1 diabetes as revealed by trypsin treatment. J Exp Med. 172: 789-794, 1990

Coffman F.D., Dunn M.F.: 1988 Insulin–metal ion interactions.The binding of divalent cations to insulin hexamers and tetramers and the assembly of insulin hexamers. Biochemistry 27, 6179–6187. 1988

Colombo M, Gregersen S, Xiao J, Hermansen K.: Effects of ghrelin and other neuropeptides (CART, MCH, orexin A and B, and GLP-1) on the release of insulin from isolated rat islets. Pancreas 2003;27:161-166.

Cousin SP, Hügl SR, Myers MG, White MF, Reifel-Miller A & Rhodes CJ 1999 Stimulation of pancreatic β-cell proliferation by growth hormone is glucose-dependent: signal transduction via janus kinase 2 (JAK2)/signal transducer and activator of transcription-5 (STAT5) with no crosstalk to insulin-receptor substrate (IRS) mediated signalling. *Biochemical Journal* **344** 649–658.

Creemers JW, Jackson RS, Hutton JC.: Molecular and cellular regulation of prohormone processing. Semin Cell Dev Biol 1998;9:3–10.

Cuenda, A., et al.: SB 203580 is a specific inhibitor of a MAP kinase homologue which is stimulated by cellular stresses and interleukin-1.*FEBS lett*. 364, 229-233; 1995

Dahlquist G.: Can we slow the rising incidence of childhood-onset autoimmune diabetes? The overload hypothesis. Diabetologia. 2006 Jan;49(1):20-4. Epub 2005 Dec 14. Review.

Date Y, Kojima M, Hosoda H, Sawaguchi A, Mondal MS, SuganumaT, Matsukura S, Kangawa K, and Nakazato M. Ghrelin, a novel growth hormone-releasing acylated peptide, is synthesized in a distinct endocrine cell type in the gastrointesinal tracts of rats and humans. Endocrinology 141: 4255-4261; 2000.

Date Y, Nakazato M, Hashiguchi S, Dezaki K, Mondal MS, Hosoda H, Kojima M, Kangawa K, Arima T, Matsuo H, Yada T, and Matsukura S. Ghrelin is present in pancreatic alpha-cells of humans and rats and stimulates insulin secretion. *Diabetes* 51: 124–129, 2002.

Diagnosis and classification of diabetes mellitus. Diabetes Care. 2008;31 Suppl 1:S55-S60.

Ding WG, Gromada J.: Protein kinase A-dependent stimulation of exocytosis in mouse pancreatic beta-cells by glucose-dependent insulinotropic polypeptide; Diabetes. 1997 Apr;46(4):615-21.

Dirkx R. Jr., Hermel J.M., Rabin D.U., Solimena M.: ICA 512, a receptor tyrosine phosphatase-like protein, is concentrated in neurosecretory granule membranes. Adv Pharmacol. 42:243-246, 1998

Dodson G, Steiner D.: The role of assembly in insulin's biosynthesis. Curr Opin Struct Biol 1998 ;8:189-194.

Doi A, Shono T, Nishi M, Furuta H, Sasaki H, Nanjo K.: IA-2beta, but not IA-2, is induced by ghrelin and inhibits glucose-stimulated insulin secretion. Proc Natl Acad Sci U S A 2006;103:885-890

Doyle ME, Egan JM. Pharmacological agents that directly modulate insulin secretion. Pharmacol Rev 2003;55:105–131. [PubMed: 12615955]

Dunn M.F. et al.: Zinc-ligand interactions modulate assembly and stability of the insulin hexamer-a review; BioMetals, 2005; 18:295-303

Egefjord L, Jensen JL, Bang-Berthelsen CH, Petersen AB, Smidt K, Schmitz O, Karlsen AE, Pociot F, Chimienti F, Rungby J, Magnusson NE.: Zinc transporter gene expression is regulated by pro-inflammatory cytokines: a potential role for zinc transporters in beta-cell apoptosis? BMC Endocr Disord. 2009 Feb 25;9:7.

Ehses JA, Lee SS, Pederson RA, McIntosh CH.: A new pathway for glucose-dependent insulinotropic polypeptide (GIP) receptor signaling: evidence for the involvement of phospholipase A2 in GIPstimulated insulin secretion. J Biol Chem 2001;276:23667–23673. [PubMed: 11323439]

Ehses JA, Casilla VR, Doty T, Pospisilik JA, Winter KD, Demuth HU, Pederson RA, McIntosh CH.: Glucose-dependent insulinotropic polypeptide promotes beta-(INS-1) cell survival via cyclic adenosine monophosphate-mediated caspase-3 inhibition and regulation of p38 mitogen-activated protein kinase. Endocrinology 2003;144:4433–4445. [PubMed: 960055]

Elghazi L, Balcazar N, Bernal-Mizrachi E.: Emerging role of protein kinase B/Akt signaling in pancreatic beta-cell mass and function. Int J Biochem Cell Biol 2006;38:157-163.

Ellis RJ, Varela-Calvino R, Tree TI, Peakman M.: HLA Class II molecules on haplotypes associated with type 1 diabetes exhibit similar patterns of binding affinities for coxsackievirus P2C peptides; Immunology. 2005 Nov;116(3):337-46.

El Muayed M, Billings LK, Raja MR, Zhang X, Park PJ, Newman MV, Kaufman DB, O'Halloran TV, Lowe WL Jr.: Acute cytokine-mediated downregulation of the zinc transporter ZnT8 alters pancreatic beta-cell function. J Endocrinol 2010;206:159-169.

Eisenbarth G.S. & Jeffrey J.: The natural history of type 1A diabetes, Arq Bras Endocrinol. Metab 2008; 52/2

Eizirik DL, Sandler S, Welsh N, Cetkovic-Cvrlje M, Nieman A, Geller DA: et al. Cytokines suppress human islet function irrespective of their effects on nitric oxide generation. J Clin Invest. 1994;93:1968-74.

Eizirik D.L., Mandrup-Poulsen T.: A choice of death - the signal-transduction of immune-mediated beta-cell apoptosis. Diabetolog 2001; 44(12):2115-2133.

Eurodiab: Variation and trends in incidence of childhood diabetes in Europe; The Lancet, Volume 356, Issue 9242, 11 November 2000, Page 1690

Farilla L, Hui H, Bertolotto C, Kang E, Bulotta A, Di Mario U, Perfetti R.: Glucagon-like peptide-1 promotes islet cell growth and inhibits apoptosis in Zucker diabetic rats; Endocrinology. 2002 Nov;143(11):4397-408.

Faust A, Rothe H, Schade U, Lampeter E, Kolb H.: Primary nonfunction of islet grafts in autoimmune diabetic nonobese diabetic mice is prevented by treatment with interleukin-4 and interleukin-10.Transplantation. 1996 Sep 15;62(5):648-52.

Flamez D, Berger V, Kruhoffer M, Orntoft T, Pipeleers D, Schuit FC: Critical role for cataplerosis via citrate in glucose-regulated insulin release. *Diabetes* 51:2018–2024, 2002

Friedrichsen BN, Galsgaard ED, Nielsen JH, Møldrup A.: Growth hormone- and prolactin-induced proliferation of insulinoma cells, INS-1, depends on activation of STAT5 (signal transducer and activator of transcription 5). Mol Endocrinol 2001;15:136-148

Friedrichsen BN, Neubauer N, Lee YC, Gram VK et al.: Stimulation of pancreatic β-cell replication by incretins involves transcriptional induction of cyclin D1 via multiple signalling pathways; Journal of Endocrinology, 2006, 188, 481-492.

Frödin M, Sekine N, Roche E, Filloux C, Prentki M, Wollheim CB, Van Obberghen E: Glucose, other secretagogues, and nerve growth factor stimulate mitogen-activated protein kinase in the insulin-secreting beta-cell line, INS-1. J Biol Chem 1995;270:7882-7789

Fu Y, Tian W, Pratt EB, Dirling LB, Shyng SL, Meshul CK, Cohen DM.: Down-regulation of ZnT8 expression in INS-1 rat pancreatic beta cells reduces insulin content and glucose-inducible insulin secretion. PLoS One 2009; 25;4:e5679.

Fujinami RS, von Herrath MG, Christen U, Whitton L: Molecular Mimicry, Bystander Activation, or Viral Persistence: Infections and Autoimmune Disease; Clinical Microbiology Reviews, Jan. 2006, p. 80–94 Vol. 19, No. 1

Furukawa Y, Shimada T, Furuta H, Matsuno S, Kusuyama A, et al. (2008) Polymorphisms in the IDE-KIF11-HHEX gene locus are reproducibly associated with type 2 diabetes in a Japanese population. J Clin Endocrinol Metab 93: 310–4.

Gautier JF. , Fetita S., Sobngwi E., Salaün MC: Biological actions of the incretins GIP and GLP-1 and therapeutic perspectives in patients with type 2 diabetes; Diabetes Metab 2005,31,233-242 © 2005 Masson

Gautier JF, Choukem SP, Girard J.: Physiology of incretins (GIP and GLP-1) and abnormalities in type 2 diabetes. Diabetes Metab 2008;34 Suppl 2:S65-72.

Gillespie K.M.: Type 1 diabetes: pathogenesis and prevention. CMAJ. 2006 Jul ; 175(2):165-70.

Gloerich M, Bos JL.: Epac: defining a new mechanism for cAMP action. Annu Rev Pharmacol Toxicol 2010;50:355-375.

Göpel SO, Kanno T, Barg S, Weng XG, Gromada J, Rorsman P.: Regulation of glucagon release in mouse -cells by KATP channels and inactivation of TTX-sensitive Na^+ channels. *J Physiol.* 2000;528: 509–520.

Göpel SO, Kanno T, Barg S, Rorsman P.: Patch-clamp characterisation of somatostatin-secreting -cells in intact mouse pancreatic islets. *J Physiol.* 2000.2; 528:497–507.

Gomez E, Pritchard C, Herbert TP 2002 cAMP-dependent protein kinase and Ca2_ influx through L-type voltage-gated calcium channels mediate Raf-independent activation of extracellular regulated kinase in response to glucagon-like peptide-1 in pancreatic _-cells. J Biol Chem 277:48146–48151

Grunnet LG, Aikin R, Tonnesen MF, Paraskevas S, Blaabjerg L, Størling J, Rosenberg L, Billestrup N, Maysinger D, Mandrup-Poulsen T.: Proinflammatory cytokines activate the intrinsic apoptotic pathway in beta-cells. Diabetes 2009;58:1807-1815

Gupta D, Peshavaria M, Monga N, Jetton TL, Leahy JL.: Physiologic and pharmacologic modulation of glucose-dependent insulinotropic polypeptide (GIP) receptor expression in beta-cells by peroxisome proliferator-activated receptor (PPAR)-gamma signaling: possible mechanism for the GIP resistance in type 2 diabetes. Diabetes 2010;59:1445-1450

Hancock WW, Polanski M, Zhang J, Blogg N, Weiner HL.: Suppression of insulitis in non-obese diabetic (NOD) mice by oral insulin administration is associated with selective expression of interleukin-4 and -10, transforming growth factor-beta, and prostaglandin-E. Am J Pathol. 1995 Nov;147(5):1193-9.

Hanninen, A., et al. 1992. Macrophages, T cell receptor usage, and endothelial cell activation in the pancreas at the onset of insulin-dependent diabetes mellitus. *J. Clin. Invest.* **90**:1901–1910.

Hatfield E.C., Hawkes C.J., Payton M.A., Christie M.R.: Cross reactivity between IA-2 and phogrin/IA-2beta in binding of autoantibodies in IDDM. Diabetologia. 40:1327-1333, 1997

Hermel J.M., Dirkx R. Jr., Solimena M.: Post-translational modifications of ICA512, a receptor tyrosine phosphatase-like protein of secretory granules. Eur J Neurosci. 11:2609-2620, 1999

Hinault, C.; et al.: Amino acids require glucose to enhance, through phosphoinositide-dependent protein kinase 1, the insulin-activated protein kinase B cascade in insulin-resistant rat adipocytes. *Diabetologia* 2006, *49*, 1017-1026

Hirai H, Kaino K, Ito T, Kida K. Analysis of cytokine mRNA expression in pancreatic islets of nonobese diabetic mice. *J Pediatr Endocrinol Metab* 2000. 13(1):91-98.

Holz G.G., Kang G., Harbeck M., Roe M.W., Chepurny O.G.: Cell physiology af cAMP sensor Epac; J. Physiol. 577.1, 2006, pp 5-15

Home P.D.: Insulin therapy. In: Alberti KGMM, Zimmet P, Defronzo RA editors & Keen H (Hon) editor International Textbook of Diabetes Mellitus (2nd ed) John Wiley & Sons, New York; 1997 p. 899-928

Honeyman MC, Coulson BS, Stone NL, Gellert SA, Goldwater PN, Steele CE, Couper JJ, Tait BD, Colman PG, Harrison LC.: Association between rotavirus infection and pancreatic islet autoimmunity in children at risk of developing type 1 diabetes. Diabetes. 2000 Aug;49(8):1319-24.

Hügl SR, White MF & Rhodes CJ 1998 IGF-I stimulated pancreatic ß-cell growth is glucose dependent: Synergistic activation of IRS-mediated signal transduction pathways by glucose and IGF-I in INS-1 cells. *Journal of Biological Chemistry* **273** 17771–17779.

Huotari MA, Palgi J, Otonkoski T.: Growth factor-mediated proliferation and differentiation of insulin-producing INS-1 and RINm5F cells: identification of betacellulin as a novel beta-cell mitogen. Endocrinology 1998;139:1494-1499

Hussain MA, et al. (2006) Increased pancreatic _-cell proliferation mediated by CREB binding protein gene activation. *Mol Cell Biol* 26:7747–7759.

Huypens P, Ling Z, Pipeleers D, Schuit F. Glucagon receptors on human islet cells contribute to glucose competence of insulin release. Diabetologia 43: 1012–1019, 2000.

Hyöty H, Taylor KW.: The role of viruses in human diabetes.Diabetologia. 2002 Oct;45(10):1353-61. Epub 2002 Aug 7. Review.

Hyppönen E, Läärä E, Järvelin MR, Virtanen SM: Intake of vitamin D and risk of type 1 diabetes: a birth cohort study. *Lancet* 358:1500 –1504, 2001

Inada A, et al. (2004) Overexpression of inducible cyclic AMP early repressor inhibits transactivation of genes and cell proliferation in pancreatic beta cells. *Mol Cell Biol* 24:2831–2841.

Insel P.A.& R.S. Ostrom: *Forskolin as a tool for examining adenylyl cyclase expression, regulation, and G protein signaling*; Cell Mol. Neurobiol. **23**, 305, 2003, Review

In't Veld P. et al.: Screening for insulitis in adult autoantibody-positive organ donors. Diabetes. 2007; 56: 2400-4

Janjic D, Asfari M.. Effects of cytokines on rat insulinoma INS-1 cells. J Endocrinol 1992;132:67-76

Jensen, J. et al., GSK-3beta regulation in skeletal muscles by adrenaline and insulin: evidence that PKA and PKB regulate different pools of GSK-3. *Cell. Signal.* 2007, *19*, 204-210

Jhala US, et al. (2003) cAMP promotes pancreatic beta-cell survival via CREB-mediated induction of IRS2. *Genes Dev* 17:1575–1580.

Johansson SE, Hall H, Bjorklund J.: 2004. Broadly impaired NK cell function in non-obese diabetic mice is partially restored by NK cell activation in vivo by IL12/IL18 in vitro. Int Immunol 16(1):1–11.

Kadima et al. Studies of the Association and Conformational Properties of Metal-free Insulin in Alkaline Sodium Chloride Solutions by One- and Two-dimensional 'H NMR, The Journal of Biological Chemnestry, Val. 267, No. 13, Issue of May 5, pp. 8963-8970, 1992

Kadowaki T, Tobe K, Honda-Yamamoto R, Tamemoto H, Kaburagi Y, Momomura K, Ueki K, Takahashi Y, Yamauchi T, Akanuma Y & Yazaki Y; 1996: Signal transduction mechanism of insulin and insulin-like growth factor-I. *Endocrine Journal* **43** S33–S41.

Kambe T, Narita H, Yamaguchi-Iwai Y, Hirose J, Amano T, Sugiura N, Sasaki R, Mori K, Iwanaga T, Nagao M.: Cloning and characterization of a novel mammalian zinc transporter, zinc transporter 5, abundantly expressed in pancreatic beta cells. J Biol Chem 2002 24;277:19049-19055.

Kane LP, Shapiro VS, Stokoe D & Weiss A 1999 Induction of NF-kappaB by the Akt/PKB kinase. *Current Biology* 9 601–604.

Kang G., Jamie W. Joseph, Oleg G. Chepurny, Marie Monaco, Michael B. Wheeler, Johannes L. Bos, Frank Schwede, Hans-G. Genieser, and George G. Holz: Epac-selective cAMP Analog 8-pCPT-2_-O-Me-cAMP as a Stimulus for Ca2_-induced Ca2_ Release and Exocytosis in Pancreatic β-Cells; THE JOURNAL OF BIOLOGICAL CHEMISTRY Vol. 278, No. 10, Issue of March 7, pp. 8279–8285, 2003

Karlsson MG, Lawesson SS, Ludvigsson J. Th1-like dominance in high-risk first-degree relatives of type I diabetic patients. *Diabetologia* 2000. 43(6):742-749.

Karlsson Faresjo MG, Ernerudh J, Ludvigsson J. Cytokine profile in children during the first 3 months after the diagnosis of type 1 diabetes. *Scand J Immunol* 2004. 59(5):517-526.

Kataoka S, Satoh J, Fujiya H, et al. 1983. Immunologic aspects of nonobese diabetic mouse (NOD). Abnormalities of cellular immunity. Diabetes 32(3):247–253.

Kemp D.M. & Haberner J.F.: Insulinotropic Hormone Glucagon-Like Peptide 1 (GLP-1) Activation of Insulin Gene Promoter Inhibited by p38 Mitogen-Activated Protein Kinase; Vol. 142, No. 3 Endocrinology *Printed in U.S.A.*Copyright © 2001 by The Endocrine Society

Kieffer TJ, Heller RS, Unson CG, Weir GC, Habener JF.: Distribution of glucagon receptors on hormone-specific endocrine cells of rat pancreatic islets. Endocrinology 1996;137:5119-5125

Kim SJ, Winter K, Nian C, Tsuneoka M, Koda Y, McIntosh CH.: Glucose-dependent insulinotropic polypeptide (GIP) stimulation of pancreatic beta-cell survival is dependent upon phosphatidylinositol 3-kinase (PI3K)/protein kinase B (PKB) signaling, inactivation of the forkhead transcription factor Foxo1, and down-regulation of bax expression. J Biol Chem 2005 c; 280:22297– 22307. [PubMed: 15817464]

Kim W, Egan JM: The role of incretins in glucose homeostasis and diabetes treatment; Pharmacol. Rev. 2008, Dec; 60(4): 470-512

Kim SJ, Nian C, Widenmaier S, McIntosh CH. Glucose-dependent insulinotropic polypeptide-mediated up-regulation of beta-cell antiapoptotic Bcl-2 gene expression is coordinated by cyclic AMP (cAMP) response element binding protein (CREB) and cAMP-responsive CREB coactivator 2. Mol Cell Biol 2008b;28:1644–1656. [PubMed: 18086876]

Kim SJ, Nian C, McIntosh CH.: Glucose-dependent insulinotropic polypeptide and glucagon-like peptide-1 modulate beta-cell chromatin structure. J Biol Chem 2009;284:12896-12904

Kimpimäki T., Pupila A., Hämäläinen MA., Knip M., et al.: The First Signs of β-Cell Autoimmunity Appear in Infancy in Genetically Susceptible Children from the General Population: The Finnish Type 1 Diabetes Prediction and Prevention Study; The Journal of Clinical Endocrinology & Metabolism 86(10):4782–4788; 2001

Kirchhoff K., Machicao F., Haupt A., Schafer S.A., Tschritter O., et al.: Polymorphisms in the TCF7L2, CDKAL1 and SLC30A8 genes are associated with impaired proinsulin conversion. Diabetologia 51: 597–601, 2008

Klinger S, Poussin C, Debril MB, Dolci W, Halban PA, Thorens B.: Increasing GLP-1-induced beta-cell proliferation by silencing the negative regulators of signaling cAMP response element modulatoralpha and DUSP14. Diabetes 2008;57:584–593. [PubMed: 18025410]

Knip M: Natural course of preclinical type 1 diabetes. *Horm Res* 57 (Suppl. 1):6 –11, 2002

Knip M., Veijola R., Virtanen S.M., Hyöty H., Vaarala O., and Åkerblom H.K.: Environmental triggers and determinants of type 1 diabetes, Diabetes, Vol. 54, Supplement 2, Dec. 2005

Kojima M, Hosoda H, Date Y, Nakazato M, Matsuo H, and Kangawa K. Ghrelin is a growth-hormone-releasing acylated peptide from stomach. *Nature* 402: 656–660, 1999.

Kojima M, & Kangawa K: Ghrelin: structure and function; Physiol. Review 85:495-522, 2005

Kolb H. Benign vs destructive insulitis. *Diabetes Metab Rev*1997. 13:139-146.

Kowluru A.: Small G proteins in islet beta-cell function. Endocr Rev 2010;31:52-78.

Kukko M, Toivonen A, Kupila A, Korhonen S, Keskinen P, Veijola R, Virtanen SM, Ilonen J, Simell O, Knip M: Familial clustering of beta-cell autoimmunity in initially non-diabetic children. *Diabetes Metab Res Rev* 2005 [Epub ahead of print]

Kulkarni R.N. : The islet betal-cell. Int J Biochem Cell Biol. 2004;36:365-71.

Lafaille JJ. The role of helper T cell subsets in autoimmune diseases. *Cytokine Growth Factor Rev* 1998. 9(2):139-151.

Lambert A.P. et al., Absolute Risk of Childhood-Onset Type 1 Diabetes Defined by Human Leukocyte Antigen Class II Genotype: A Population-Based Study in the United Kingdom. J Clin Endocrinol Metab 2004; 89(8):4037-4043

Lan M.S., Lu J., Goto Y., Notkins A.L.: Molecular cloning and identification of a receptor-type protein tyrosine phosphatase, IA-2, from human insulinoma. DNA Cell Biol.13:505-514, 1994

Laybutt DR, Sharma A, Sgroi DC, Gaudet J, Bonner-Weir S, Weir GC: Genetic regulation of metabolic pathways in beta-cells disrupted by hyperglycemia. *J Biol Chem* 277:10912–10921, 2002

Laybutt DR, Kaneto H, Hasenkamp W, Grey S, Jonas JC, Sgroi DC, Groff A, Ferran C, Bonner-Weir S, Sharma A, Weir GC. Increased expression of antioxidant and antiapoptotic genes in islets that may contribute to beta-cell survival during chronic hyperglycemia. *Diabetes* 2002. 51:413-423.

Lee HM, Wang G, Englander EW, Kojima M, Greeley GH Jr.: Ghrelin, a new gastrointestinal endocrine peptide that stimulates insulin secretion: enteric distribution, ontogeny, influence of endocrine, and dietary manipulations. Endocrinology 2002 Jan;143(1):185-90.

Leech CA, Habener JF.: Regulation of glucagon-like peptide-1 receptor and calcium-sensing receptor signaling by L-histidine. Endocrinology 2003;144:4851-4888

Lemaire K, Ravier MA, Schraenen A, Creemers JW, Van de Plas R, Granvik M, Van Lommel L, Waelkens E, Chimienti F, Rutter GA, Gilon P, in't Veld PA, Schuit FC.: Insulin crystallization depends on zinc transporter ZnT8 expression, but is not required for normal glucose homeostasis in mice. Proc Natl Acad Sci U S A 2009;106:14872-14877.

Leung KW, Liu M, Xu X, Seiler MJ, Barnstable CJ, Tombran-Tink J.: Expression of ZnT and ZIP zinc transporters in the human RPE and their regulation by neurotrophic factors.Invest Ophthalmol Vis Sci. 2008 Mar;49(3):1221-31. Erratum in: Invest Ophthalmol Vis Sci. 2008 Sep;49(9):3811.

Liblau, R.S., Wong, F.S., Mars, L.T., and Santamaria, P.: 2002. Autoreactive CD8 T cells in organ-specific autoimmunity: emerging targets for therapeutic intervention. *Immunity.* **17**:1–6.

Ling Z, Kiekens R, Mahler T, Schuit FC, Pipeleers-Marichal M, Sener A, Kloppel G, Malaisse WJ, Pipeleers DG: Effects of chronically elevated glucose levels on the functional properties of rat pancreatic beta-cells. *Diabetes* 45:1774–1782, 1996

Liu D, Cardozo AK, Darville MI, Eizirik DL.: Double-stranded RNA cooperates with interferon-gamma and IL-1 beta to induce both chemokine expression and nuclear factor-kappa Bdependent apoptosis in pancreatic beta-cells: potential mechanisms for viral-induced insulitis and beta-cell death in type 1 diabetes mellitus. Endocrinology. 2002;143:1225-34.

Liu Z, Habener JF.: Glucagon-like peptide-1 activation of TCF7L2-dependent Wnt signaling enhances pancreatic beta cell proliferation. J Biol Chem 2008;283:8723-8735

Liu BY, Jiang Y, Lu Z, Li S, Lu D, Chen B.: Down-regulation of zinc transporter 8 in the pancreas of db/db mice is rescued by Exendin-4 administration. Mol Med Report 2011;4:47-52.

Liuzzi & Cousins: Mammalian zinc transporters; Annu Rev Nutr. 2004; 24:151-72.annual reviews

Lochner A .and Moolman J.A.; The many faces of H89: a review; Cardiovascular Drug Reviews, Vol. 24, No. 3–4, pp. 261–274; 2006.

Lorna M. and C.J. Rhodes: Pancreatic β-cell growth and survival in the onset of type 2 diabetes: a role for protein kinase B in the Akt? Am. J. Physiol. Endocrinol. Metab. 287: E192-198, 2004.

Löbner K, Steinbrenner H, Roberts GA, Ling Z, Huang GC, Piquer S, Pipeleers DG, Seissler J, Christie MR.: Different regulated expression of the tyrosine phosphatase-like proteins IA-2 and phogrin by glucose and insulin in pancreatic islets: relationship to development of insulin secretory responses in early life. Diabetes 2002;51:2982-2988.

Lu J., Li Q., Xie H., Chen Z.J., Borovitskaya A.E., Maclaren N.K., Notkins A.L., Lan M.S.: Identification of a second transmembrane protein tyrosine phosphatase, IA-2beta, as an autoantigen in insulin-dependent diabetes mellitus: precursor of the 37-kDa tryptic fragment. Proc Natl Acad Sci U S A . 93:2307-2311, 1996

Marselli L, Dotta F, Piro S, Santangelo C, Masini M, Lupi R, Realacci M, del Guerra S, Mosca F, Boggi U, Purrello F, Navalesi R, Marchetti P. Th2 Cytokines Have a Partial, Direct Protective Effect on the Function and Survival of Isolated Human Islets Exposed to Combined Proinflammatory and Th1 Cytokines. *J Clin Endocrinol Metab* 2001. 86(10):4974-4978.

Martin AP, Rankin S, Pitchford S, Charo IF, Furtado GC, Lira SA.: Increased expression of CCL2 in insulin-producing cells of transgenic mice promotes mobilization of myeloid cells from the bone marrow, marked insulitis, and diabetes. Diabetes. 2008 Nov;57(11):3025-33. Epub 2008 Jul 15.

Matsuo M, Ueda K, Ryder T, Ashcroft F.: The Sulfonylurea Receptor: an ABCC transporter that acts as an ion channel regulator. In Holland IB, Cole SPC, Kuchler K, Higgins CF, eds. *ABC Proteins: From Bacteria to Man*. San Diego: Academic Press; 2003:551–575.

Melloul D, Marshak S, Cerasi E.: Regulation of insulin gene transcription. Diabetologia. 2002 45:309-326

Merglen A, Theander S, Rubi B, Chaffard G, Wollheim CB, Maechler P.: Glucose sensitivity and metabolism-secretion coupling studied during two-year continuous culture in INS-1E insulinoma cells. Endocrinology 2004;145:667-678

Michalik M., Erecinska M.: GABA in pancreatic islets: metabolism and function. Biochem Pharmacol. 44:1-9, 1992

Moritz W, Leech CA, Ferrer J, Habener JF.: Regulated expression of adenosine triphosphate-sensitive potassium channel subunits in pancreatic beta-cells. Endocrinology 2001;142:129-138

Mullis & Faloona: Specific synthesis of DNA in vitro via a polymerase-catalyzed chain reaction. Methods Enzymol. 1987;155:335-50. (1987).

Murata Y, Shimamura T, Hamuro J. The polarization of T(h)1/T(h)2 balance is dependent on the intracellular thiol redox status of macrophages due to the distinctive cytokine production. *Int Immunol* 2002. 14(2):201-212.

Murata Y, Amao M, Hamuro J. Sequential conversion of the redox status of macrophages dictates the pathological progression of autoimmune diabetes. *Eur J Immunol* 2003. 33(4):1001-1011.

Nauck M.A., Heimesaat M.M., Ørskov C., Holst J.J., Ebert R., Creutzfeldt W.: Preserved incretin activity of glucagon-like peptide 1 [7-36 amide] but not of synthetic human gastric inhibitory polypeptide in patients with type-2 diabetes mellitus J Clin Invest 1993;91:301-307.

Nesher R, Warwar N, Khan A, Efendic S, Cerasi E, Kaiser N: Defective stimulus-secretion coupling in islets of *Psammomys obesus*, an animal model for type 2 diabetes. *Diabetes* 50:308–314, 2001

Niki I. et al.: Presence and possible involvement of Ca/calmodulin-dependent protein kinases in insulin release from the rat pancreatic beta cell; BBRC 191, 255; 1993.

Noble JA, Valdes AM, Cook M, Klitz W, Thomson G, Erlich HA.: The role of HLA class II genes in insulin-dependent diabetes mellitus: Molecular analysis of 180 Caucasian, multiplex families. Am J Hum Genet. 1996;59(5):1134-48.

Nyberg F, Sanderson K, Glamsta EL: The hemorphins: a new class of opioid peptides derived from the blood protein hemoglobin. *Biopolymers* 43:147–156, 1997

Onkamo P, Väänänen S, Karvonen M, Tuomilehto J.: Worldwide increase in incidence of Type I diabetes--the analysis of the data on published incidence trends. Diabetologia. 1999 Dec;42(12):1395-403.

Pacher P, Beckman JS, Liaudet L.: Nitric oxide and peroxynitrite in health and disease. Physiol Rev. 2007;87:315-424.

Palmer J.P.: Is latent autoimmune diabetes in adults distinct from type 1 diabetes or just type 1 diabetes at an older age? Diabetes. 2005; 54Suppl 2:S62-7.:S62-S67

Palmer ND, Goodarzi MO, Langefeld CD, Ziegler J, Norris JM, et al. (2008) Quantitative Trait Analysis of T2D Susceptibility Loci Identified from Whole Genome Association Studies in the IRAS Family Study. Diabetes.

Pascoe L, Tura A, Patel SK, Ibrahim IM, Ferrannini E, et al. (2007) Common variants of the novel type 2 diabetes genes CDKAL1 and HHEX/IDE are associated with decreased pancreatic beta-cell function. Diabetes 56: 3101–4.

Pearl-Yafe M, Kaminitz A, Yolcu ES, Yaniv I, Stein J, Askenasy N.: Pancreatic islets under attack: cellular and molecular effectors. Curr Pharm Des. 2007;13:749-60.

Perfetti R, Merkel P.: Glucagon-like peptide-1: a major regulator of pancreatic beta-cell function. Eur J Endocrinol. 2000 Dec;143(6):717-25. Review.

Petersen AB, Smidt K, Magnusson NE, Moore F, Egefjord L, Rungby J. siRNA-mediated knock-down of ZnT3 and ZnT8 affects production and secretion of insulin and apoptosis in INS-1E cells. APMIS 2011;119:93-102.

Philippe J.: Insulin regulation of the glucagon gene is mediated by an insulin-responsive DNA element. *Proc Natl Acad Sci USA* 88: 7224–7227, 1991.

Pihoker C. et al. Autoantibodies in Diabetes; Diabetes, Vol. 54, Supplement 2, Dec. 2005

Pirot P., Cardozo A.K., Eizirik D.L.: Mediators and Mechanisms of Pancreatic Beta-cell Death in Type 1 Diabetes; Arq Bras Endrocrinol Metab 2008;52/2

Poulton LD, Smyth MJ, Hawke CG, et al. 2001. Cytometric and functional analyses of NK and NKT cell deficiencies in NOD mice. Int Immunol 13(7):887–896.

Pound LD, Hang Y, Sarkar SA, Wang Y, Milam LA, Oeser JK, Printz RL, Lee CE, Stein R, Hutton JC, O'Brien RM.: The pancreatic islet β-cell-enriched transcription factor Pdx-1 regulates Slc30a8 gene transcription through an intronic enhancer. Biochem J 2010 15;433:95-105.

Proks P, Reimann F, Green N, Gribble F, Ashcroft F.: Sulfonylurea stimulation of insulin secretion. *Diabetes*. 2002;51(suppl 3):S368 –S376.

Proks P, Lippiat JD.: Membrane ion channels and diabetes. *Curr Pharm Des*. 2006;12:485–501.

Rabin D.U., Pleasic S.M., Palmer-Crocker R., Shapiro J.A.: Cloning and expression of IDDM-specific human autoantigens. Diabetes 41: 183-186, 1992

Rabin D.U., Pleasic S.M., Shapiro J.A., Yoo-Warren H., Oles J., Hicks J.M., et al.: Islet cell antigen 512 is a diabetes-specific islet autoantigen related to protein tyrosine phosphatases. J Immunol 152: 3183-3187, 1994

Rabinovitch A.: Immunoregulatory and cytokine imbalances in the pathogenesis of IDDM: therapeutic intervention by immunostimulation? *Diabetes* 1994. 43:613-621.

Rabinovitch A, Suarez-Pinzon WL, Sorensen O, Bleackley RC, Power RF. IFN-gamma gene expression in pancreatic islet- infiltrating mononuclear cells correlates with autoimmune diabetes in nonobese diabetic mice. *J Immunol* 1995. 154:4874- 4882.

Rabinovitch A, Suarez-Pinzon WL, El-Sheikh A, Sorensen O, Power RF. Cytokine gene expression in pancreatic isletinfiltrating leukocytes of BB rats: expression of Th1 cytokines correlates with beta-cell destructive insulitis and IDDM. *Diabetes* 1996. 45:749-754.

Ranta F, Düfer M, Stork B, Wesselborg S, Drews G, Häring HU, Lang F, Ullrich S.: Regulation of calcineurin activity in insulin-secreting cells: stimulation by Hsp90 during glucocorticoid-induced apoptosis. Cell Signal 2008;20:1780-1786

Rena G, Guo S, Cichy SC, Unterman TG & Cohan P 1999 Phosphorylation of the transcription factor forkhead family member FKHR by protein kinase B. *Journal of Biological Chemistry* **274** 17179–17183.

Rhodes CJ: IGF-I and GH post-receptor signaling mechanisms for pancreatic β-cell replication; Journal of Molecular Endocrinology (2000) 24, 303–311

Roberts C, Roberts GA, Lobner K, Bearzatto M, Clark A, Bonifacio E, Christie MR: Expression of the protein tyrosine phosphatase-like protein ia-2 during pancreatic islet development. J Histochem Cytochem. 49:767-776, 2001

Roche E, Assimacopoulos-Jeannet F, Witters LA, Perruchoud B, Yaney G, Corkey B, Asfari M, Prentki M.: Induction by glucose of genes coding for glycolytic enzymes in a pancreatic beta-cell line (INS-1). J Biol Chem 1997;272:3091-3098

Rochlitz H, Voigt A, Lankat-Buttgereit B, Göke B, Heimberg H, Nauck MA, Schiemann U, Schatz H, Pfeiffer AF.: Cloning and quantitative determination of the human Ca2+/calmodulin-dependent protein kinase II (CaMK II) isoforms in human beta cells. Diabetologia. 2000 Apr;43(4):465-73.

Rodacki M 1, Laffel L, Butty V. et al. 2006. In press. Frequency and activation state of natural killer cells in patients with type 1 diabetes. Diabetes 55(Suppl. 1): A1198.

Rodacki M 2, Milech A, de Oliveira JEP: NK cells and type 1 diabetes, Clinical & Developmental Immunology, June–December 2006; 13(2–4): 101–107

Roduit R, Morin J, Massé F, Segall L, Roche E, Newgard CB, Assimacopoulos-Jeannet F, Prentki M.: Glucose down-regulates the expression of the peroxisome proliferator-activated receptor-alpha gene in the pancreatic beta -cell. J Biol Chem 2000;275:35799-35806

Rosenbauer J, Icks A, Giani G.: Incidence and prevalence of childhood type 1 diabetes mellitus in Germany--model-based national estimates. J. Pediatric Endocrinol Metab. 2002 Nov-Dec;15(9):1497-504.

Rotondi M., et al., Role of chemokines in endocrine autoimmune diseases. Endocr Rev. 2007; 28 :492-520

Saxena R, et al.: A genome-wide association study of type 2 diabetes in Finns detects multiple susceptibility variants. Science 2007;316:1341–1345.

Scherbaum W.A., Lauterbach K.W., Joost H.G. (Herausgeber): Definition, Klassifikation und Diagnostik des Diabetes mellitus. 2001

Schmitz-Peiffer C, Biden TJ.,Protein kinase C function in muscle, liver, and beta-cells and its therapeutic implications for type 2 diabetes.Diabetes. 2008 Jul;57(7):1774-83. Review.

Schroder D., Zuhlke H. Gene technology, characterization of insulin gene and the relationship to diabetes research. Endokrinologie. 1982; 79:197-209

Schuit F., Flamez D., De Vos A., Pipeleers D.: Glucose-regulated gene expression maintaining the glucose-responsive state of β-cells; Diabetes, Vol. 51, Supplement 3, 2002

Scott LJ et al.: A genome-wide association study of type 2 diabetes in Finns detects multiple susceptibility variants. Science. 2007 Jun 1;316(5829):1341-5. Epub 2007 Apr 26.

Seißler J., Nguyen T., Aust G., Steinbrenner H. & Scherbaum W.A.: Regulation of the diabetes-associated autoantigen IA-2 in INS-1 pancreatic β-cells; Diabetes Vol. 49, Juli 2000.

Sekine N, Wollheim CB & Fujita T 1998 GH signalling in pancreatic beta-cells. *Endocrine Journal* **45** S33–S40.

Serreze, D.V., et al. 1997. Initiation of autoimmune diabetes in NOD/Lt mice is MHC class I-dependent. *J. Immunol.* **158**:3978–3986.

Sia, Charles: Imbalance in Th Cell polarisation and its relevance in type 1 Diabetes Review of Diabetic Studies, Vol. 2, No. 4; 2005

Sjoholm A: Phorbol ester stimulation of pancreatic β-cell replication, polyamine content and insulin secretion. FEBS Lett 294: 257–260, 1991.

Skowera, A., Ellis, RJ., Varela-Calviño,R., Arif, S., Huang,GC., Van-Krinks, C., Zaremba, A., Rackham, C., Allen, JS., Tree, TIM., Zhao,M., Dayan,CM., Sewell, AK., Unger, W., Drijfhout, JW., Ossendorp, F., Roep, BO., Peakman M.: CTLs are targeted to kill β cells in patients with type 1 diabetes through recognition of a glucose-regulated preproinsulin epitope; The Journal of Clinical Investigation, Volume 118; Number 10; October 2008

Sladek R, Rocheleau G, Rung J, Dina C, Shen L, Serre D, Boutin P, Vincent D, Belisle A, Hadjadj S, Balkau B, Heude B, Charpentier G, Hudson TJ, Montpetit A, Pshezhetsky AV, Prentki M, Posner BI, Balding DJ, Meyre D, Polychronakos C, Froguel P.: A genome-wide association study identifies novel risk loci for type 2 diabetes. Nature 2007;445:881–885.

Smidt K, Jessen N, Petersen AB, Larsen A, Magnusson N, Jeppesen JB, Stoltenberg M, Culvenor JG, Tsatsanis A, Brock B, Schmitz O, Wogensen L, Bush AI, Rungby J.: SLC30A3 responds to glucose- and zinc variations in beta-cells and is critical for insulin production and in vivo glucose-metabolism during beta-cell stress. PLoS One. 2009 May 25;4(5):e5684.

Sol EM, Sundsten T, Bergsten P: Role of MAPK in apolipoprotein CIII-induced apoptosis in INS-1E cells; BioMed Central, 2009

Solimena M., Dirkx R. Jr., Hermel J.M., Pleasic-Williams S., Shapiro J.A., Caron L., Rabin D.U.: ICA 512, an autoantigen of type I diabetes, is an intrinsic membrane protein of neurosecretory granules. EMBO J. 15:2102-2114, 1996

Somoza, N., et al. 1994. Pancreas in recent onset insulin-dependent diabetes mellitus. Changes in HLA, adhesion molecules and autoantigens, restricted T cell receptor V beta usage, and cytokine profile. *J. Immunol.* **153**:1360–1377

Sorensen H., Winzell M.S., Brand C.L., Fosgerau K., Gelling R.W., Nishimura E., Ahren B.: Glucagon receptor knockout mice display increased insulin sensitivity and impaired beta-cell function. Diabetes 55:3463–3469, 2006.

Staeva-Vieira T., Peakman M., von Herrath M.: Translational mini-review series on type 1 diabetes: immune-based therapeutic approaches for type 1 diabetes, Clin. Exp. Immunol. 148 (2007) 17–31.
Staiger H, Machicao F, Stefan N, Tschritter O, Thamer C, et al. (2007) Polymorphisms within novel risk loci for type 2 diabetes determine beta-cell function. PLoS ONE 2: e832.

Steck AK, Pugliese A, Eisenbarth GS.: Prediction of Type IA Diabetes: The Natural History of the Prediabetic Period. In: Eisenbarth GS, editor. Type 1 Diabetes: Molecular, Cellular and Clinical Immunology. 2008.

Steck AK, Rewers MJ. Genetics of type 1 diabetes. Clin Chem. 2011;57:176-85
Steinbrenner H., Nguyen T., Wohlrab U., Scherbaum W.A. & Seißler J.: Effect of proinflammatory cytokines on gene expression of the diabetes-associated autoantigen IA-2 in INS-1 Cells; Endocrinology 143(10): 3839-3845, 2002.

Strachman DP: Hay fever, hygiene and household size. *Br Med J* 299:1259–1260, 1989

Su J, Yu H, Lenka N, Hescheler J, Ullrich S.: The expression and regulation of depolarization-activated K+ channels in the insulin-secreting cell line INS-1. Pflugers Arch 2001;442:49-56

Sumara G, Formentini I, Collins S, Sumara I, Windak R, Bodenmiller B, Ramracheya R, Caille D, Jiang H, Platt KA, Meda P, Aebersold R, Rorsman P, Ricci R.: Regulation of PKD by the MAPK p38delta in insulin secretion and glucose homeostasis. Cell 2009; 136:235-248

Szopa TM, Ward T, Dronfield DM, Portwood ND, Taylor KW.: Coxsackie B4 viruses with the potential to damage beta cells of the islets are present in clinical isolates. Diabetologia. 1990 Jun;33(6):325-8.

Takahashi N, Kadowaki T, Yazaki Y, Ellis-Davies GC, Miyashita Y, Kasai H: Post-priming actions of ATP on $Ca2_-$-dependent exocytosis in pancreatic beta cells [published erratum appears in. *Proc Natl Acad Sci U S A* 96:3330, 1999]. *Proc Natl Acad Sci U S A* 96:760–765, 1999

Tamaki M, Fujitani Y, Uchida T, Hirose T, Kawamori R, Watada H.: Downregulation of ZnT8 expression in pancreatic β-cells of diabetic mice. Islets 2009;1:124-128.

Todd, J.A., et al. C. Robust associations of four new chromosome regions from genome-wide analyses of type 1 diabetes. *Nat. Genet.* **39**:857–864; 2007.

Tourrel C, Bailbé D, Meile MJ, Kergoat M, Portha B.:Glucagon-like peptide-1 and exendin-4 stimulate beta-cell neogenesis in streptozotocin-treated newborn rats resulting in persistently improved glucose homeostasis at adult age. Diabetes. 2001 Jul;50(7):1562-70.

Trümper A, Trümper K, Trusheim H, Arnold R, Göke B, Hörsch D.: Glucose-dependent insulinotropic polypeptide is a growth factor for beta (INS-1) cells by pleiotropic signaling. Mol Endocrinol 2001;15:1559–1570. [PubMed: 11518806]

Trümper A, Trümper K, Hörsch D.: Mechanisms of mitogenic and anti-apoptotic signaling by glucose-dependent insulinotropic polypeptide in beta (INS-1)-cells. J Endocrinol 2002;174:233-246

Truong-Tran A.Q. et al.: The role of zinc in caspase activation and apoptotic cell death. Biometals. 2001 Sep-Dec;14(3-4):315-30. 2001

Ueda H, Howson JM, Esposito L, Heward J et al.: Association of the T-cell regulatory gene CTLA4 with susceptibility to autoimmune disease. Nature. 2003 May 29;423(6939):506-11. Epub 2003 Apr 30.

Vallee, B. L. and Falchuk, K. H.: The biochemical basis of zinc physiology. *Physiol. Rev.* **73**, 79-118; 1993

van der Werf N., et al.: Viral infections as potential triggers of type 1 diabetes. Diabetes Metab Res Rev. 2007; 23:169-83

Vardi P. et al.: Concentration of insulin autoantibodies at onset of type I diabetes. Inverse log-linear correlation with age. Diabetes Care. 1988; 11(9):736-9

Verge CF, Gianani R, Kawasaki E, Yu L, Pietropaolo M, Jackson RA, Chase HP, Eisenbarth GS: Prediction of type I diabetes in first-degree relatives using a combination of insulin, GAD, and ICA512bdc/IA-2 autoantibodies. *Diabetes* 45:926 –933, 1996

Wahlberg J, Fredriksson J, Nikolic E, Vaarala O, Ludvigsson J; ABIS-Study Group.: Environmental factors related to the induction of beta-cell autoantibodies in 1-yr-old healthy children. Pediatr Diabetes. 2005 Dec;6(4):199-205.

Wang Q, Brubaker PL.: Glucagon-like peptide-1 treatment delays the onset of diabetes in 8 week-old db/db mice. Diabetologia. 2002 Sep;45(9):1263-73. Epub 2002 Apr 26.

Wang H, Iezzi M, Theander S, Antinozzi PA, Gauthier BR, Halban PA, Wollheim CB.: Suppression of Pdx-1 perturbs proinsulin processing, insulin secretion and GLP-1 signalling in INS-1 cells. Diabetologia 2005;48:720-731

Wang Y, Nishi M, Doi A, Shono T, Furukawa Y, Shimada T, Furuta H, Sasaki H, Nanjo K.: Ghrelin inhibits insulin secretion through the AMPK-UCP2 pathway in beta cells. FEBS Lett. 2010;584:1503-1508.

Wasmeier C., Hutton J.C.: Molecular cloning of phogrin, a protein-tyrosine phosphatase homologue localized to insulin secretory granule membranes. J Biol Chem. 271:18161-18170, 1996.

Webb GC, Akbar MS, Zhao C, Steiner DF: Expression profiling of pancreatic beta cells: glucose regulation of secretory and metabolic pathway genes. *Proc Natl Acad Sci U S A* 97:5773–5778, 2000

Wei D, Li J, Shen M, Jia W, Chen N, Chen T, Su D, Tian H, Zheng S, Dai Y, Zhao A.: Cellular production of n-3 PUFAs and reduction of n-6-to-n-3 ratios in the pancreatic beta-cells and islets enhance insulin secretion and confer protection against cytokine-induced cell death. Diabetes 2010;59:471-478

Wenzlau J.M. et al., The cation efflux transporter ZnT-8 (SLC30A8) is a major autoantigen in human type 1 diabetes; pnas.17040-17045, vol.104, no. 43; 2005, reviewed 2007

Wenzlau JM, Liu Y, Yu L, Moua O, Fowler KT, Rangasamy S, Walters J, Eisenbarth GS, Davidson HW, Hutton JC.: A common nonsynonymous single nucleotide polymorphism in the SLC30A8 gene determines ZnT8 autoantibody specificity in type 1 diabetes. Diabetes 2008;57:2693-2697.

Widenmaier SB, Ao Z, Kim SJ, Warnock G, McIntosh CH.: Suppression of p38 MAPK and JNK via Akt-mediated inhibition of apoptosis signal-regulating kinase 1 constitutes a core component of the beta-cell pro-survival effects of glucose-dependent insulinotropic polypeptide. J Biol Chem 2009;284:30372-30382.

Wijesekara N, Chimienti F, Wheeler MB.: Zinc, a regulator of islet function and glucose homeostasis. Diabetes Obes Metab 2009;11 Suppl 4:202-14.

Wijesekara N, Dai FF, Hardy AB, Giglou PR, Bhattacharjee A, Koshkin V, Chimienti F, Gaisano HY, Rutter GA, Wheeler MB.: Beta cell-specific Znt8 deletion in mice causes marked defects in insulin processing, crystallisation and secretion. Diabetologia 2010;53:1656-1668.

Wilcox G., Insulin and Insulin Resistance-review article, Clin Biochem Rev Vol 26 May 2005, p. 19-39

Wittwer CT, Ririe KM, Andrew RV, David DA, Gundry RA, Balis UJ: The LightCycler: a microvolume multisample fluorimeter with rapid temperature control. Biotechniques. 22: 176-181, 1997

Wogensen L, Lee MS, Sarvetnick N. Production of interleukin 10 by islet cells accelerates immune-mediated destruction of beta cells in nonobese diabetic mice. J Exp Med. 1994 Apr 1;179(4):1379-84.

Wong FS, Janeway CA Jr: The role of CD4 vs. CD8 T cells in IDDM. *J Autoimmun* 13:290 –295, 1999

Yang S-N & Berggren P-O.: The role of voltage-gated calcium channes in pancreatic β-cell physiology and pathophysilogy; Endocrine Reviews 27(6): 621-676, 2006

Yedovitzky M, Mochly-Rosen D, Johnson JA, Gray MO, Ron D, Abramovitch E, Cerasi E, Nesher R: Translocation inhibitors define specificity of protein kinase C isoenzymes in pancreatic beta-cells. *J Biol Chem* 272: 1417–1420, 1997

Yi Fu et al., Down-regulation of ZnT-8 expression in INS-1 rat pancreatic cells reduces insulin content and glucose-inducible insulin secretion; PLoS ONE 4(5): e5679. doi:10.1371/jour.pone.0005679, 2009

Yoon J.W., Jun H.S.: Autoimmune destruction of pancreatic beta-cells. Am J Ther. 2005; 12:580-91

Yusta B, Baggio LL, Estall JL, Koehler JA, Holland DP, Li H, Pipeleers D, Ling Z, Drucker DJ.: GLP-1 receptor activation improves beta cell function and survival following induction of endoplasmic reticulum stress. Cell Metab. 2006 Nov;4(5):391-406.

Zawalich WS, Bonnet-Eymard M, Zawalich KC: Signal transduction in pancreatic beta-cells: regulation of insulin secretion by information flow in the phospholipase C/protein kinase C pathway. *Front Biosci* 2:D160–D172, 1997

Zeggini E, et al.: Meta-analysis of genome-wide association data and large-scale replication identifies additional susceptibility loci for type 2 diabetes. Nat Genet 2008;40:638-645.

Ziegler A.G., Hummel M., Schenker M., et al.: Autoantibody appearance and risk for development of childhood diabetes in offspring of parents with type 1 diabetes: the 2-year analysis of the German BABYDIAB Study. Diabetes 1999;48:460-8.

Ziegler A-G, Schmid S, Huber D, Hummel M, Bonifacio E: Early infant feeding and risk of developing type 1 diabetes-associated autoantibodies. *JAMA* 290:1721–1728, 2003

8. Abkürzungen

A	Adenosin
AAK	Autoantikörper
Abb.	Abbildung
ADA	American Diabetes Association
Ag	Antigen
Ak	Antikörper
Aqua dest	destilliertes Wasser
AS	Aminosäure
ATP	Adenosin-5'-triphosphat
BETA2/E47	β-Zell E-Box Transaktivator 2
bp	Basenpaare
bzw.	beziehungsweise
C	Cytosin
°C	Grad Celsius
cAMP	Zyklisches Adenosinmonophosphat
cGMP	Zyklisches Guaninmonophosphat
cDNA	komplementäre Desoxyribonukleinsäure
CPH	Carboxy-Peptidase H
CREB	Cyclic AMP response element-binding protein
DDG	Deutsche Diabetes Gesellschaft
DNA	Desoxyribonukleinsäure
dNTP	Desoxynukleosidtriphosohat
DPP 4	Dipeptidylpeptidase 4
ERK	Extrazellulär-regulierte-Proteinkinase
F6P	Fruktose-6-Phosphat
FBP	Fruktose-1,6-Bisphosphat
FKS/FCS	Fetales Kälberserum
G	Guanin
g	Gramm
g	Erdbeschleunigung (9,81kg x m/s^2)

GAD	Glutaminsäure-Decarboxylase
GH	Growth-Hormon
GIP	Glucose-dependent insulinotropic peptide
GLP-1	Glucagon-like Peptid 1
GLUT-2/4	Glucosetransporter 2/4
GSK-3	Glykogen-Synthase-Kinase-3
HLA	Humanes-Leukozyten-Antigen, entspricht dem humanen Haupthistokompatibilitätskomplex
Hsp70	Hitzeschock-Protein 70
IAA	Inselzell-Autoantikörper
IA2	Inselzell-Antigen 2
IDDM1	Insulin-dependent-diabetes-mellitus type 1
IDF	Internationale Diabetes Föderation
INF	Interferon
IL	Interleukin
INS-1	Insulinoma Zell-Linie 1
Isl-1-Gen	ISL-Lim-homebox-1-Gen
J	Joule
JNC	c-jun-N-terminale Kinase
kb	Kilobasen
kDa	Kilodalton
l	Liter
m	Meter
m	milli- (10^{-3})
µ	mikro- (10^{-6})
MafA-Gen	V-maf musculoaponeurotic fibrosarcoma oncogene homolog A (avian)
MAPK	p38 mitogen-activated protein kinase
ME	β-Mercaptoethanol
MEK	Mitogen aktivierte/extrazellulär Signal-regulierte Proteinkinase
min	Minute
MHC I/II	Main-Histo-Compatibilty-Complex I/II

MnSOD	Magnesium-Superoxid-Dismutase
mRNA	Messenger-Ribonukleinsäure
n	nano-
NaCl	Natriumchlorid
NO	Stickstoffmonoxid
OD	Optische Dichte
PBS	Phosphat-gepufferte Salzlösung
PCR	Polymerase-Kettenreaktion
PDX-1-Gen	Pankreas-Duodenum-Homöobox-Gen-1
PFK	Phosphofructokinase
PGE_2	Prostaglandin E_2
pH	Negativer dekadischer Logarithmus der Wasserstoffionenkonzentration
PKA	Proteinkinase A
PKB	Proteinkinase B
PKC	Proteinkinase C
RNA	Ribonukleinsäure
rpm	Umdrehungen pro Minute
RT	Raumtemperatur
RT	Reverse Transkriptase
SAPK	Stress-aktivierte-Proteinkinase
sec	Sekunde
SEM	Standard error of the mean
SNAP	S-Nitroso-N-acetyl-D,L-penicillamin
SNARE	Soluble NSF (N-ethylmaleimide-sensitive factor)-attachment protein receptor
Std.	Stunde
T	Thymin
Tab.	Tabelle
TAE	Tris-Acetat-EDTA
T1/2DM	Diabetes mellitus Typ 1/2
Th1 (2)-Lymphozyten	T-Helfer 1 (2)-Lymphozyten
TNF-α	Tumornekrosefaktor alpha

v. a.	vor allem
WHO	Weltgesundheitsorganisation
z. B.	zum Beispiel

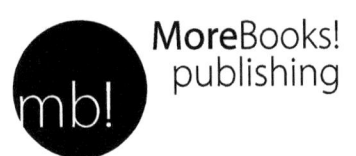
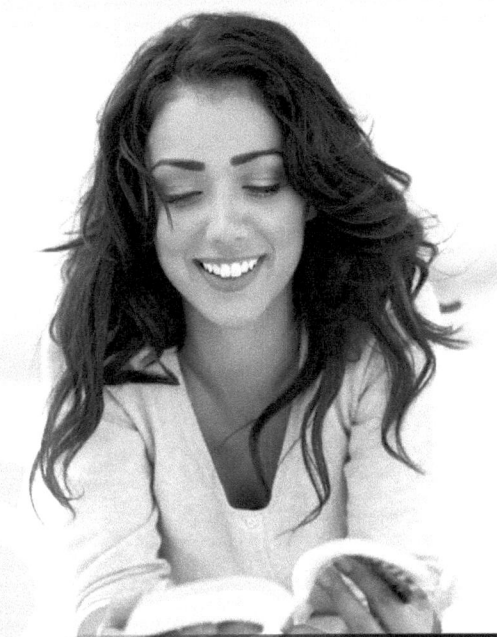

i want morebooks!

Buy your books fast and straightforward online - at one of world's fastest growing online book stores! Environmentally sound due to Print-on-Demand technologies.

Buy your books online at
www.get-morebooks.com

Kaufen Sie Ihre Bücher schnell und unkompliziert online – auf einer der am schnellsten wachsenden Buchhandelsplattformen weltweit! Dank Print-On-Demand umwelt- und ressourcenschonend produziert.

Bücher schneller online kaufen
www.morebooks.de

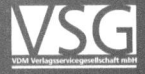

VDM Verlagsservicegesellschaft mbH
Heinrich-Böcking-Str. 6-8
D - 66121 Saarbrücken

Telefon: +49 681 3720 174
Telefax: +49 681 3720 1749

info@vdm-vsg.de
www.vdm-vsg.de

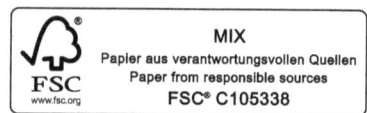

Printed by Books on Demand GmbH, Norderstedt / Germany